AF610263

CONSIDÉRATIONS

MÉDICO-TOPOGRAPHIQUES

SUR LA

VILLE DE BRIGNOLES,

ACCOMPAGNÉES

De Réflexions Critiques sur la plupart de ses Établissements Publics,

SUIVIES D'UNE TABLE CHRONOLOGIQUE DES HOMMES DISTINGUÉS DANS TOUS LES GENRES QU'ELLE A FOURNIS A LA SOCIÉTÉ,

ET D'UNE NOMENCLATURE SYNONYMIQUE BOTANIQUE FRANÇAISE, PROVENÇALE ET LATINE, A L'USAGE DES MÉDECINS ET HABITANTS DES COMMUNES RURALES.

Par A. Amic,

Ancien Médecin en chef des Hôpitaux du Gouvernement Français en Amérique, des Hospices civils de Brignoles, Maître en Chirurgie, Membre correspondant de la Société Académique de Médecine de Marseille, etc.

> Valetudo sustentatur notitiâ sui corporis; et observatione eâ quæ res aut prodesse soleant, aut obesse.
>
> CICERO, de Officiis.

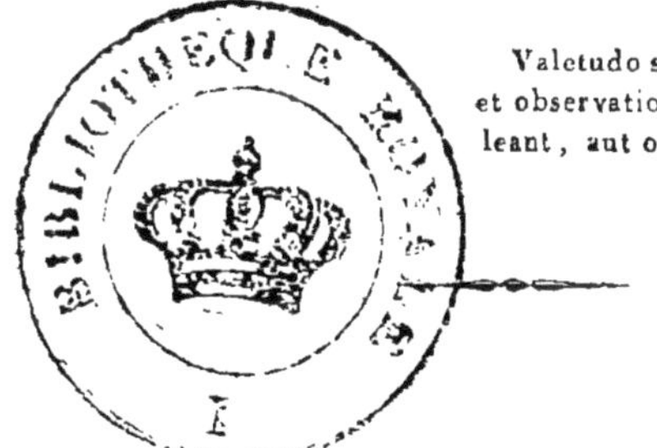

BRIGNOLES,

IMPRIMERIE ET LITHOGRAPHIE PERREYMOND-DUFORT.

Août 1837.

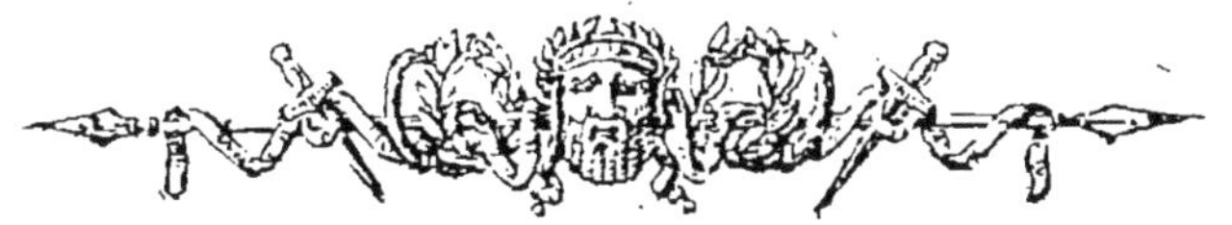

BRIGNOLES, *Brinonia*, *Bruniola* et *Brinonium*, que quelques érudits prennent pour le *forum Voconii* et d'autres pour le *Matavonium* de la grande voie Aurélienne, est une très-ancienne petite ville (1), qui dépendait, avant la nouvelle division de la France, de ce qu'on appelait la généralité d'Aix en Provence.

Elle était alors le siége d'une sénéchaussée et d'une viguerie. Elle est maintenant le chef-lieu du premier arrondissement du Var, avec Sous-Pré-

---

(1) Un diplôme de Childebert, roi de Paris, daté de 556, fait mention de Brignoles et de la rivière de Caramì.

fecture, Tribunal civil, Tribunal de Commerce, Justice de Paix, Petit Séminaire (1), École normale primaire et Caisse d'Épargnes (2).

Elle est à deux cent trois lieues S. E. de Paris, onze lieues N. E. de Marseille, neuf lieues E. S. E. d'Aix, sept lieues N. N. E. de Toulon.

Longitude 23° 43' 50". Latitude 43° 24' 30". Sa population est d'environ 6,000 habitants.

Cette ville est bâtie en partie sur un coteau incliné vers le nord et le couchant, et en partie sur la surface du terrain plat qui environne cette éminence. Ce coteau est placé vers le centre d'une plaine de forme oblongue, qui s'étend de l'E. à l'O., et qui est bornée au N., au S. et à l'E., par une chaîne de collines dont celles du S. et du S. S. O. sont les plus élevées (3).

Brignoles présente au voyageur qui s'en approche par les grandes routes d'Aix, du côté du couchant; de Nice, du côté du levant, et de la haute Provence du côté du nord, l'aspect d'une ville assez considérable, bâtie en amphithéâtre, au milieu d'un terroir étendu où l'œil se promène avec plaisir et découvre dans la plaine, dont la circonférence est d'environ cinq lieues, la petite rivière de Ca-

---

(1) Établi en 1825.

(2) Établie en 1836.

(3) La plus haute de celles-ci est ce qu'on nomme le rocher de Canderon, à 3/4 de lieue de la ville. Elle renferme une espèce de jaspe et de marbre de différentes couleurs. On trouve vers sa base du côté nord, du plâtre, du charbon de pierre, et du tuf à bâtir.

rami qui la partage en serpentant dans toute sa longueur, qu'elle arrose en partie, et qui coule de l'O. à l'E., à cent cinquante pas et au N. de la ville ; des champs couverts de vignes, des terres à céréales bien cultivées, de belles prairies, des arbres à fruits de diverses espèces, le précieux mûrier, et, sur le penchant des collines qui l'environnent, les vergers d'oliviers qui les couvrent jusqu'à mi-côte, la vigne, le figuier et la plupart des autres arbres et plantes utiles ou agréables que fournit la Provence.

Un grand nombre de maisons répandues çà et là dans les diverses parties de ces riantes campagnes, contribuent à en varier le coup d'œil et en former un vaste paysage.

De son côté, l'habitant de Brignoles peut, en parcourant les diverses promenades extérieures de la ville, et même sans quitter sa maison, s'il demeure dans les hauts quartiers, jouir non seulement des différents points de vue que lui offre le beau bassin, dont je viens de donner une idée générale, mais encore d'une belle perspective que ce même bassin, ouvert au couchant et au N. O., lui permet de considérer dans ces deux parties de l'horizon.

Ce tableau se compose de la plus belle partie de la plaine de Brignoles, divisée par la grande route d'Italie et la rivière de Carami, dont j'ai déjà parlé ; des montagnes et collines qui la longent de chaque côté ; des fertiles terroirs de la

Celle et de Tourves qui lui sont contigus ; d'une chaîne de collines qui traverse ce dernier ; des ruines du jadis superbe château de Valbelles, tristes traces de nos discordes civiles ; et enfin, dans un plus grand lointain, les hautes collines de Roquefeuille, de Pourcieux, et la montagne de Sainte-Victoire, qui rappellent des souvenirs non moins douloureux [1].

L'intérieur de la ville est loin de répondre à ses alentours, ornés de jardins, où l'on cultive avec autant de soin que de profit pour le pays, toutes sortes de plantes potagères d'excellentes qualités, le figuier, le grenadier et le prunier perdrigon, dont le fruit délicieux jouit d'une réputation si étendue et si bien méritée.

La partie haute ou ancienne de la ville est désagréable par le peu de largeur et l'irrégularité de ses rues, dont plusieurs sont inclinées et difficiles à parcourir, surtout en hiver et dans les temps pluvieux. La plupart d'entr'elles sont mal pavées et encombrées de fumier, qui, étendu à terre ou entassé de chaque côté contre les maisons, embarrasse les passants, salit leurs chaussures, empêche l'écoulement des eaux, et répand, principalement en été, des exhalaisons nuisibles à la santé publique, autant que dégoûtantes pour tout homme délicat. Non contents de jeter par les fe-

(1) La fameuse bataille de Marius contre les Teutons, dans la plaine de Pourrières.

nêtres les plus grossiers produits de leur digestion et de les entasser avec leur fumier, comme je viens de le dire, à côté de la porte d'entrée de leur maison, les gens du peuple, plus jaloux d'engraisser leurs champs que de conserver leur santé, le déposent dans leurs écuries, au-dessus desquelles ils logent, prennent leur nourriture et élèvent leurs enfants! C'est envain qu'une police éclairée a voulu plusieurs fois s'opposer à ces sales pratiques. La force de l'habitude et un intérêt pécuniaire mal entendu ont toujours prévalu.

Pourquoi ne pas se conduire à cet égard à Brignoles comme dans les villes de France et d'ailleurs, où il n'est permis de déposer et de faire pourrir que dans les champs, les matières qui doivent servir à les fertiliser? Le relâchement de la fibre, la dépravation du sang et des humeurs, les engorgements glanduleux, les scrophules, le rachitis et une infinité d'autres maladies chroniques des plus fâcheuses, prennent leur source dans ces odieuses coutumes. La partie moderne de la ville, qui naguère y était encor soumise, y a enfin presqu'entièrement renoncé, et les champs des propriétaires qui l'habitent, ne sont pas moins fertiles qu'auparavant.

Parmi les objets de la haute ville qui méritent une attention particulière de la part du magistrat et du médecin, sont: l'église paroissiale, l'hospice de la Charité, la maison d'arrêt et la halle au poisson.

Cette église est la seule dans laquelle on célèbre les offices divins depuis la révolution de 1789. C'est un vaisseau à une seule et belle nef, et neuf chapelles lattérales, trop peu vaste pour contenir les fidèles qui s'y réunissent les jours de grandes solennités. Dans ces sortes d'occasions, la foule accumulée y est gênée, pressée de toutes parts, et n'y respire bientôt qu'un air privé de ses propriétés salutaires ; que dis je? Cet air vicié, raréfié par la chaleur étouffante qu'excite un tel rassemblement, et imprégné de toutes les émanations qui s'en exhalent, est non seulement insalubre, mais peut, avec le concours de quelques autres circonstances, devenir la cause de maladies générales du plus mauvais caractère.

Tâchons de tirer de nos propres malheurs des leçons salutaires.

L'épidémie qui éclata soudainement à Brignoles, au commencement du printemps de l'année 1805, naquit, d'après toutes les apparences, de cette cause, et dans l'église même dont je m'occupe en ce moment.

Le jour de pâques, le peuple y afflua d'une manière extraordinaire. Les corps étaient relâchés et abbatus par l'effet d'une température humide et des vents d'E. et de S. qui régnaient depuis plusieurs jours ; ils étaient affaiblis d'ailleurs chez un grand nombre par des jeûnes austères. On sortit de l'église où la chaleur était considérable, par un temps pluvieux et froid. Peu de jours après, environ 60 personnes, toutes distinguées par leur piété, leur tempérance et leur conduite régulière, furent atteintes d'un typhus pétéchial qui en fit périr plus de la moitié, dans l'espace d'un mois, les 3e, 5e ou 7e jour de la maladie, les uns dans un état soporeux, les autres dans un état tétanique, tous au milieu des symptômes les plus affreux d'une fièvre ataxique (*maligne*).

Ce grave inconvénient n'est pas le seul que présente cette église considérée sous le rapport de son unité. Sa situation en rend les avenues, du côté des bas quartiers, difficiles et même dangereuses pour les vieillards, les infirmes, les convalescents, et les femmes enceintes. Les rues qui y conduisent, sont, dans les temps pluvieux, de vrais torrents que les personnes agiles craignent d'affronter. Si elles sont assez heureuses pour les franchir sans accidents, elles ne peuvent du moins éviter de marcher dans l'eau, de recevoir celle qui tombe à grands flots des gouttières, dans ces rues étroites, transition nuisible à la santé de ceux qui, sortant de l'église en sueur, descendent dans la basse ville. Ainsi des maladies funestes, des chutes plus ou moins graves et la plupart des maladies qui dérivent de la suppression subite de la transpiration et de la sueur, telles que rhumes, catarrhes, angines, inflammations de poitrine, rhumatismes et autres affections aiguës sont-elles le résultat et de ce qu'il n'y a que ce seul temple où l'on officie solennellement, et de sa position dans un lieu si peu accessible pour une grande partie de la population.

On éviterait ces fâcheuses conséquences en établissant une succursale dans l'ancienne église des Augustins. Placée dans la basse ville, d'un abord facile, à portée de tous ceux qui l'habitent, assez spacieuse pour contenir aisément trois cents personnes ; cet établissement, que la religion et la santé publique réclament envain depuis longtemps, n'exigeraït d'autre dépense que celle que nécessiterait l'entretien de deux prêtres qui la desserviraient, et auquel les fidèles de la basse ville se feraient un devoir de contribuer de tout leur pouvoir.

L'hospice de la Charité est un ancien bâtiment, assez grand pour recevoir le nombre de pauvres que l'on y entretient ordinairement ; mais il est mal placé, mal aéré, mal distribué. N'ayant pour promenoir qu'une petite cour, entourée de hauts batiments qui la privent du renouvellement de l'air et des rayons solaires, cour où se trouvent d'ailleurs une fontaine et un lavoir qui ajoutent à son humidité, les pauvres, ainsi que leurs surveillants, s'y trouvent constamment enveloppés d'une atmosphère froide et humide, cause principale des scrophules qui règnent endémiquement dans cette maison.

Pour préserver ces malheureux de cette maladie qui est la source viciée de beaucoup d'autres, contre lesquelles la science médicale combat le plus souvent sans succès, on est obligé de leur permettre de sortir de l'hospice et d'aller à la campagne pour y respirer un air salubre et faire de l'exercice; mais ce moyen très-convenable sous ce rapport, est souvent suivi de conséquences nuisibles; les pauvres, les enfants surtout, s'échappent d'auprès de leurs surveillants, vont vaguer dans les champs, commettre des dégâts et compromettre leur moralité. Que faire pour prévenir ces désordres? Retenir enfermés les pauvres dans l'hospice? L'administration n'a pas d'autre moyen. Elle est donc forcée d'y laisser perpétuer l'endémie qui y prend son origine.

Attendu l'impossibilité bien reconnue de rendre cet hospice plus propre à remplir le but important de son institution, il conviendrait de l'échanger pour un autre local situé hors de la ville, sur un terrain sec, élevé, auquel seraient attachés une cour spacieuse, un jardin potager, une fontaine d'eau pure, un lavoir abrité et autres objets nécessaires au mantien de l'ordre, de la propreté et de la santé des indigents qui y seraient reçus.

Une autre mesure à prendre, a-t-on dit quelquefois, dans le cas où celle que je viens d'indiquer ne pourrait être exécutée, serait de solliciter du gouvernement l'autorisation de vendre l'hospice de la Charité, d'en employer le montant à agrandir l'hospice de St-Jean, dont je parlerai tout à l'heure, et à le mettre en état de recevoir les pauvres destinés à être secourus par ces deux maisons de bienfaisance.

J'observerai que de ces deux moyens, le premier, quoique plus coûteux, doit être préféré au second, qui tend à recevoir deux classes de malheureux qu'il est prudent de tenir séparés, afin qu'ils n'aient entr'eux aucune communication. En effet, il serait à craindre que l'hospice St-Jean, destiné à recevoir des malades qui peuvent être atteints de maladies contagieuses, ne devint alors un lieu funeste à la santé des pauvres de la Charité, et ne cessât de leur offrir l'asile salutaire qu'on aurait voulu leur procurer. Au reste l'emplacement de l'hospice de St-Jean est si resserré, qu'il n'offre pas même une cour où les convalescents puissent aller réparer leurs forces affaiblies.

Avant que de prétendus philantropes se fussent emparés des rênes du gouvernement, et eussent, entr'autres attentats, porter leurs regards dévorants et leurs mains avides sur les biens consacrés au soulagement des pauvres entretenus dans ces deux hospices, et rompu les liens du commerce et de l'industrie en France, on fournissait aisément à ces malheureux, dans l'hospice de la Charité, une nourriture saine et suffisante, le linge nécessaire, les vêtements convenables; on y occupait les pauvres, enfants et vieillards encor valides, à faire des bonnets de laine au tricot, objet que le commerce de Marseille avec les échelles du Levant faisait valoir avantageusement pour son propre compte, pour celui de l'hospice en général, et pour les pauvres eux-mêmes, puisque le travail auquel il donnait lieu leur donnait un métier, exerçait leurs bras, fixait utilement leur attention et les tirait de l'état d'oisiveté dans lequel on a été forcé de les laisser croupir, depuis que ce moyen d'industrie a manqué.

Privée de ce secours et de la plus grande partie de ses revenus, la commission administrative, malgré son économie et son zèle pour le service des individus qui lui sont confiés, n'a pu leur fournir qu'une partie de ce qu'on leur donnait avant la révolution.

Soumis à l'action constante de tant de causes débilitantes, les pauvres de cet hospice sont sujets à toutes les maladies atoniques qui en sont la suite inévitable.

On les en délivrerait en leur procurant, ainsi que je l'ai déjà dit, un local salubre, des aliments de meilleure qualité, un peu plus souvent de la viande, du vin, liqueur si nécessaire aux vieillards surtout, et par des exercices modérés et fréquents, tantôt à l'air libre, et tantôt provoqué par quelque travail manuel utile.

Des causes locales de maladies agissent également sur les prisonniers retenus long-temps dans la maison d'arrêt. La chambre dans laquelle ils le sont au civil, n'est pas assez grande ; elle est exposée au nord, ne reçoit de l'air et du jour que par une croisée, et n'a ni cheminée, ni poêle pour en corriger la température froide et humide en hiver. Celles des autres détenus ne sont pas plus saines, quoiqu'exposées au midi, parce que l'action bienfaisante de la lumière du jour, de la chaleur solaire et de l'air extérieur, est détruite par la proximité de hauts bâtiments qui se trouvent vis-à-vis. Ceux-ci entourent complètement une petite cour froide et humide sur laquelle ces chambres ont leur fenêtre. Ai-je besoin de faire remarquer que cette cour, seul lieu où les prisonniers peuvent aller respirer l'air extérieur et exercer leurs membres engourdis, n'est propre qu'à altérer leur constitution physique? Telle n'est pas pourtant l'intention de la loi, qui n'a institué la prison que pour les priver de la liberté et non de leur santé, à laquelle elle veut au contraire qu'on veille très-attentivement.

Je ne terminerai point cette revue des établissements publics de la partie ancienne de la ville, sans faire des vœux pour que la halle au poisson soit tirée de l'état de malpropreté où se trouvent ordinairement toutes les parties qui la composent : sol, plancher, murs, portes et bancs, et que, réparée, blanchie à l'eau de chaux, une ou deux fois par année, elle soit désormais entretenue propre par de fréquents lavages, opérations également désirables pour tous les autres lieux publics et particuliers, où sont déposées et exposées en vente des substances alimentaires. La propreté est une qualité précieuse qui convient aux choses et aux personnes, et cependant beaucoup de choses en sont privées parmi nous!!

Qu'on y réfléchisse bien et que l'on juge par les seules lumières de la raison et du bon sens, s'il est convenable que l'accès des magasins où l'on vend du pain, de la viande, du poisson, du vin, des fruits, des légumes et autres objets destinés à notre nourriture, soit obstrué, encombré ou avoisiné par des tas de fumier et d'ordures où fourmillent des milliers de sales insectes? S'il est décent et salutaire que tous les coins de rue, que dis-je? que les lieux les plus fréquentés, les avenues de nos églises, du palais, du théâtre, des places et marchés publics soient infectés par de continuelles irrigations d'urine et de dépôts d'autres ordures, d'où s'exhalent, en été surtout, des émanations infectes et délétères?

Cessons de vanter les progrès de notre civilisation, si nous ne renonçons enfin à ces détestables habitudes. Elles nous font justement critiquer par les étrangers, qui voient aussi avec étonnement que plusieurs des principales villes du royaume, et la capitale elle-même, sont loin d'en être délivrées. Que nos magistrats regardent donc comme un de leurs premiers devoirs administratifs de faire exécuter les lois et réglements qui défendent, dans les villes, tout encombrement d'immondices, tout foyer d'infection et partant de maladies, et qui ordonnent de les détruire et de prévenir leurs dangereux effets, en entretenant la propreté des maisons, des rues, des égouts, des atteliers où l'on travaille des matières animales, les latrines publiques et particulières, etc., par des balayages, des curages fréquents et par des lavages hebdomadaires à grandes eaux, lorsque la chose est possible.

Quelle ville pourrait mieux que Brignoles, jouir à moins de frais des grands avantages qui résulteraient de ces mesures, que la décence des mœurs et la salubrité publique réclament? Des sources intarissables lui fournissent en grande abondance des eaux vives et pures que vingt fontaines publiques font jaillir et couler sur toutes les places publiques, dans la plupart des autres quartiers, sans compter celles d'un grand nombre de particuliers! Il ne faut donc que le vouloir, et Brignoles, favorisée d'ailleurs par son heureuse position et l'air pur qu'on y respire, offrirait un séjour plus salubre encore que celui qui y attirait au XIIe siècle les comtesses de Provence, qui venaient y faire leurs couches, nourrir et élever leurs enfants.

Après avoir exposé rapidement avec des sentiments pénibles, quelles sont les trop réelles imperfections hygiéniques de l'ancienne partie de la ville, je vais examiner celles que la partie moderne offre à celui qui s'occupe mûrement de cet important objet. Celles qui fixent d'abord son attention, sont celles que l'on remarque en visitant l'hospice St-Jean, destiné au traitement des pauvres malades de la ville, ainsi qu'à celui des militaires et des voyageurs indigents dont le mauvais état de santé réclame des secours.

Situé à l'extrémité orientale de la ville et sur la

lice intérieure ; cet hospice serait plus avantageusement placé s'il l'était hors de l'enceinte de la haute ville ; mais tel qu'il est il offre quatre salles principales, deux au premier étage et deux au second. Les deux premières sont anciennes, une pour les hommes, l'autre pour les femmes; chacune d'elles peut contenir douze lits bien espacés. Les salles du premier étage seulement en sont meublées et suffisent aux besoins ordinaires. Elles sont éclairées et aérées par de grandes croisées à leurs extrémités N. et S. Celles-ci donnent sur un jardin appartenant à l'hospice et sur les campagnes voisines. Dans ce jardin est une fontaine d'excellente eau et un bassin couvert servant de lavoir. Les malades y sont traités et soignés par deux médecins qui en partagent le service annuel par trimestre, deux sœurs hospitalières, un aumônier, un pharmacien et des domestiques des deux sexes, tandis que la maison en général est administrée avec beaucoup de soin par une commission de cinq membres, lesquels sont aussi chargés de la direction de l'hospice de la Charité.

Les deux salles du second étage n'ont été établies qu'en 1832, époque à laquelle le choléra asiatique exerçait ses ravages à Paris et menaçait d'envahir nos provinces. Il est fâcheux que ces salles n'existassent pas en 1814 et 1815, pour y recevoir convenablement le grand nombre de malades, fiévreux et blessés, des armées française et autrichienne qui y furent dirigés et que nous fûmes obligés de loger, partie dans la chapelle de l'hospice, partie dans ses galetas et ailleurs. Les augmentations et réparations faites à cet établissement en 1832 étaient donc nécessaires, et l'ont mis en état de suffire aux besoins que de graves circonstances pourraient de nouveau réclamer. Toutefois cet hospice manque encore de deux objets essentiels : ce sont deux cabinets de bains, l'un pour les hommes, le second pour les femmes, qu'on pourrait établir près de la fontaine et du bassin qui y est contigu, sans beaucoup de frais ; l'autre, non moins nécessaire, serait une cour où les convalescents pussent se promener à l'air libre pour accélérer et assurer plus solidement leur guérison. Tant que l'hospice en sera privé, les médecins seront forcés de continuer à leur permettre d'aller prendre de l'exercice hors de la maison et de toute surveillance, malgré les conséquences fâcheuses qui peuvent en résulter.

L'hospice St-Jean, ai-je-dit, est destiné au traitement des indigents de la ville, des pauvres passants et des militaires qui se trouvent à Brignoles en garnison ou transitoirement, et qui ont besoin des secours de l'art. Je dois ajouter que depuis environ 20 ans, on y reçoit aussi les prisonniers malades qu'on traitait auparavant dans une infirmerie qui existait dans la maison d'arrêt.

L'esprit de fiscalité qui dicta ce changement aveugla l'autorité sur les divers inconvénients qui devaient en résulter. Elle ne vit pas qu'en envoyant les prisonniers malades dans une infirmerie établie dans une chambre particulière de l'hospice, il fallait en confier le service et la garde en d'autres mains qu'en celles des sœurs qui desservent les autres malades; elle ne vit pas que, si, animées par leur esprit de charité, ces filles respectables osaient se charger du double office de *geolier* et de garde-malade, elles seraient exposées à des avanies de plus d'une espèce, de la part de malheureux dont l'impudent cynisme ne respecterait pas toujours le plus délicat des sentiments moraux de leurs bienfaitrices; elle ne prévit pas enfin que les détenus, non enchaînés, pourraient aisément s'évader de leur prison au moment où ces filles charitables en ouvriraient la porte pour leur porter leurs remèdes, leurs aliments ou d'autres secours.

Le rétablissement de l'infirmerie qui existait anciennement dans la maison d'arrêt est le seul moyen qui puisse prévenir efficacement d'aussi fâcheuses conséquences.

Celles qui résultent d'une autre mesure prise par la haute administration en 1825, sont encore plus affligeantes. Elle ordonna qu'il ne fût plus permis à l'hospice St-Jean de recevoir les enfants trouvés de naissance qu'on y apportait auparavant, selon un très-ancien usage, de diverses communes de l'arrondissement de Brignoles, et que ces enfants seraient désormais transportés et reçus à l'hôpital civil de Toulon, qui seul serait chargé de les faire nourrir et élever jusqu'à l'âge où ils pourraient travailler et apprendre un métier. Certes, si déjà ces malheureux enfants, transportés seulement des communes voisines à l'hospice de Brignoles, y arrivaient le plus souvent nus ou presque nus, malades ou moribonds d'inanition, de fatigue, de froid ou autres accidents qu'ils auraient éprouvés en route, qu'à-t-il dû arriver lorsqu'ils ont eu à les supporter durant un beaucoup plus long transport, fait ordinairement de nuit, à la hâte, sans précautions? Qu'a-t-il dû arriver lorsqu'une misérable mère, venant d'accoucher furtivement, d'un de ces enfants illégitimes, dans un endroit obscur et solitaire, accablée de misère et de honte, s'est vue ou crue obligée de se séparer de son enfant et de l'envoyer dans un hospice lontain? Qui chargera-t-elle de cette commission délicate, fatigante et coûteuse? Dans son affreuse position pourra-t-elle choisir la personne à laquelle elle doit confier son enfant? A une sage-femme, dit on, sans réflexion; mais une sage-femme peut-elle quitter sa maison, sa famille, sa profession dans le lieu où elle l'exerce journellement, pour aller porter un tel enfant dans un hospice éloigné de chez elle de huit, dix, douze et même quinze lieues, qu'il faut doubler pour son retour dans ses foyers? Au reste, que ce soit une sage-femme ou tout autre individu, autre qu'une nourrice, toujours est-il certain que cet enfant souffrira cruellement pendant un si long trajet, par défaut de soins, de fatigue, et principalement, ainsi que je l'ai déjà dit, de l'intempérie des éléments et de la privation du lait, seul aliment qui lui convienne dans sa déplorable situation.

Ce qui devait résulter de cette étrange mesure, est arrivé déjà plusieurs fois, et arrivera trop souvent encore. Plusieurs de ces malheureux enfants seront sacrifiés par les mains homicides de leurs propres mères; d'autres seront laissés à peine couverts de quelques haillons sur la route, où ils périront, si bientôt quelque passant charitable ne les recueille; tandis que quelques-uns, arrivant à Toulon affamés, ne tarderont pas d'y succomber faute de nourrices.

Pourrait-il en être autrement, quand on sait qu'avant d'être surchargée d'un si grand nombre de ces enfants, la commission administrative de l'hospice civil de Toulon, pouvait à peine en fournir à tous ceux qu'on y transportaient de son seul arrondissement?

Qu'on remette à cet égard les choses sur l'ancien pied, que les hospices civils de chaque chef-lieu d'arrondissement reçoivent, comme auparavant, les enfants trouvés de leurs communes respectives; que chacun de ces établissements fournisse aux siens tout ce qui leur sera nécessaire; la charge ainsi partagée sera plus facilement supportée, ces enfants auront beaucoup moins de chances dangereuses à courir, des nourrices leur seront plus aisément procurées, et l'humanité n'aura plus autant à gémir sur leur énorme mortalité.

Ce sentiment n'est pas moins blessé de voir de pauvres vieillards, des indigents de tout âge et des deux sexes qui ont le grand malheur d'être affligés de maladies chroniques, ou d'autres réputées incurables, solliciter envain leur admission dans les hospices dont je viens de parler, afin d'y recevoir les conseils de l'art et le secours de la charité publique, dont ils ont un si grand besoin, et les administrations de ces deux maisons, forcées de la leur refuser, faute de moyens suffisants, pour qu'ils puissent la leur accorder. N'y ont-ils pas des droits au moins aussi incontestables que les autres indigents atteints de maladies aiguës? Il est donc juste autant qu'urgent de venir à leur secours et de les tirer de l'état de détresse, de souffrance et de désespoir où ils se trouvent souvent réduits. Ainsi, tandis que les maladies aiguës et les maladies chroniques susceptibles de guérison seront admises dans l'hospice de St-Jean, les pauvres invalides, réputés incurables, seront reçus, soignés et entretenus dans l'hospice de la Charité, bien entendu que le budget de la commune leur en fournira les moyens. C'est une nouvelle dette sacrée qu'elle doit s'imposer envers ces deux hospices et que rien ne doit l'empêcher d'acquitter. Ce serait mal à propos que pour se soustraire à ce surcroît de dépenses communales on alléguerait qu'il existe à Brignoles une œuvre de bienfaisance dite de la Miséricorde, qui fournit des secours aux pauvres malades que les hospices St-Jean et de la Charité ne peuvent admettre ; car, 1° cette œuvre est pauvre elle-même et ne peut faire qu'une faible partie du bien qu'elle voudrait opérer, ses ressources ne consistent qu'en une modique allocation sur le budget de la ville et au produit éventuel de quelques legs, d'aumônes et de quêtes dans les églises ; 2° la classe des artisans seule participe à ses bienfaits et non celle fort nombreuse et non moins intéressante des cultivateurs, exception ainsi établie par l'institution elle-même et dont je serais porté à condamner les motifs si je pouvais les juger sans en connaître la valeur ; 3° les pauvres secourus par elle sont des nécessiteux que des malheurs, le manque de travail et la rigueur des saisons ont réduit dans l'indigence dont ils rougissent, quoiqu'elle ne soit pas le résultat de l'inconduite, et qu'il faut soulager avec discrétion, en secret, avec mystère et à domicile ; 4° enfin cette œuvre pie n'est qu'un bureau de bienfaisance et non un hospice, et c'est un hospice qu'on doit enfin s'efforcer d'établir à Brignoles pour recevoir, loger, nourrir, soigner convenablement les pauvres reconnus invalides et incurables, et je répète qu'en attendant que ce nouvel établissement s'exécute, c'est l'hospice actuel de la Charité qui doit être mis à même par la commune de remplir ce très-important objet, trop oublié jusqu'à présent.

Puisque j'ai été conduit à m'occuper de l'œuvre de la Miséricorde, j'en dirai quelques mots encore, pour faire observer que pour augmenter le bien qu'elle opère, il faudrait que les secours qu'elle donne en argent et par semaines fussent distribués en nature, du moins en grande partie, parce que l'expérience a prouvé que l'argent est souvent détourné par les nécessiteux de sa véritable destination et employé à l'achat d'objets frivoles ou nuisibles à leur santé. Ainsi de la viande, du pain, du vin, des légumes, de l'huile, du sel, du savon, du bois à brûler et tout ce que la misère et les infirmités peuvent rendre nécessaires, seraient donnés au lieu d'argent comptant. Les dames les plus charitables de la ville, aidées par d'autres personnes animées du même esprit, seraient chargées, sous la direction de la commission administrative de l'œuvre, de la distribution des secours. La bienfaisance atteindrait ainsi plus sûrement son noble but.

Ces réflexions sont applicables à l'œuvre de la Providence, que les dames les plus respectables de la ville établirent en 1831, à l'invitation qui leur en fut faite par un des dignes vicaires de notre paroisse, qui en avait conçu le très-louable projet et dont l'intention généreuse fut de concourir, avec l'œuvre de la Miséricorde, au soulagement d'un plus grand nombre de malheureux, aux besoins desquels celle-ci seule ne pouvait satisfaire. Cette nouvelle association n'est soutenue que par des souscriptions particulières et des aumônes qui, quoiqu'assez considérables, sont encore insuffisantes pour répondre à toutes les demandes de secours qui lui sont adressées, et ceux qu'elle distribue le sont également en argent comptant et à domicile, sujets pareillement à être détournés de leur utile et salutaire destination.

L'établissement de l'hospice pour les *incurables*, que je viens d'appeler de tous mes vœux, rendrait l'association de la Providence inutile, dégrèverait l'œuvre de la Miséricorde d'une partie de ses charges, et fournirait à cette classe d'infortunés, que l'on réunirait dans cet asile, des secours infiniment plus efficaces et moins coûteux que ceux qui leur sont portés dans leurs tristes demeures particulières. Ce ne sera qu'après avoir établi cette nouvelle maison de bienfaisance, que la ville de Brignoles pourra se flatter d'offrir des secours bien entendus et suffisants à toutes les classes de malheureux. Il est temps d'ajouter cette utile institution à toutes celles que l'esprit de charité de nos ayeux nous a léguées, et qui méritent de notre part et de celle des pauvres, la plus vive gratitude.

Parmi ces institutions l'une est consacrée à l'adoucissement du triste sort des prisonniers détenus dans la maison d'arrêt, la seconde à soulager la pénurie temporaire de pauvres familles que le défaut de travail ou le rigueur des saisons a causée, et la troisième à porter et accompagner les décédés dans leur dernier asile.

Pour la première, douze notables habitants de la ville s'honorent d'être chargés, chacun à leur tour, pendant un mois de l'année, d'aller visiter les prisonniers, deux ou trois fois par semaine, pendant leurs repas, pour s'assurer, 1° s'ils se portent bien; 2° si le pain que l'état leur fournit est de bonne qualité; 3° si la soupe que des dames charitables leur préparent tous les jours chez elles, tantôt à leurs frais et tantôt du produit de la bienfaisance locale, leur est apportée; 4° si leur couche de paille est propre, pour être renouvelée si elle ne l'est pas; 5° s'ils ont besoin de linge ou de quelque vêtement; 6° enfin, s'ils ont quelques demandes ou plaintes à former. Cet établissement est qualifié d'Œuvre des Prisons.

Le second est désigné sous le nom de Mont-de-Piété. C'était, dit notre savant concitoyen Raynouard, dans sa Notice sur Brignoles, page 39 : « C'était une touchante et admirable institution « que celle du Mont-de-Piété de Brignoles, qui « prêtait pendant une année sans intérêt sur le gage « déposé par l'indigent, et qui, à la fin de l'année, « vendant sans frais l'objet confié à l'administra- « tion, payait en entier la soulte du prix. » Depuis quelques années ce mode de prêt, complètement désintéressé, a éprouvé un changement défavorable aux nécessiteux auxquels cette œuvre ne prête plus que moyennant un intérêt de 4 pour cent.

Il paraît néanmoins que ce tribut, qui ne leur a été imposé que par de puissants motifs, ne les a pas repoussés d'elle, et qu'à ce taux, que l'administration cherche à diminuer, elle continue à leur être d'une grande utilité.

Le troisième fut institué en 1611, par des membres de la confrérie des pénitents blancs, et a toujours continué à remplir avec zèle ses pieux devoirs.

Comment concevoir sans étonnement qu'une si constante habitude de faire le bien aux victimes de l'infortune, n'ait pas porté nos contemporains à remplacer l'ancien collége de la ville et la maison d'éducation des dames religieuses Ursulines détruits par la révolution, par d'autres institutions également destinées à l'éducation de la jeunesse, lorsque d'anciens couvents, composés de grands édifices sur de vastes emplacements avec cour, fontaine et jardin, tels que ceux des Cordeliers, des Capucins, de Notre-Dame du St-Sacrement, des Trinitaires et des Ursulines, furent vendus pour des assignats sans valeur? Pourquoi ne les avoir pas acquis au profit de la ville pour y établir, par exemple, un collége communal pour les garçons aux Cordeliers : une caserne aux Capucins; un hôtel pour la gendarmerie à Notre-Dame; une maison d'éducation pour les jeunes demoiselles aux Ursulines; enfin des annexes à l'hospice de la Charité prises sur le couvent et le jardin des Trinitaires?

J'ai une trop haute idée de la sagacité de mes concitoyens, pour que je croie devoir m'occuper à leur démontrer combien ces divers établissements auraient été avantageux à Brignoles, sous les rapports de l'instruction, de la moralité, de la santé et des intérêts matériels de ses habitants.

Enfin, l'esprit public de la ville se réveillat, en

1824, vivement excité par le zèle religieux et patriotique du vénérable chanoine Jujardy, son pasteur, qui, le premier, avait conçu depuis plusieurs années l'important projet de procurer aux jeunes gens de la contrée et de sa ville natale en particulier, les moyens d'acquérir, non loin de leurs parents, une éducation solide, étendue et fondée sur les principes de la plus pure morale.

Ce projet, je dois le dire, fut adopté par le conseil municipal avec autant d'empressement que de reconnaissance envers son bienfaisant auteur. On s'imposa joyeusement tous les sacrifices pécuniaires que cette mesure exigeait. Un beau local, vaste, heureusement situé, fut acheté par la mairie, au nom de la commune, offert à Monseigneur de Richery, alors évêque de Fréjus, qui l'accepta pour y établir et y établit en effet, en 1825, un petit séminaire sous l'invocation de St-Charles.

Dire que ce précieux établissement a déjà fourni au ministère du culte, à la science du barreau, de la médecine et autres professions honorables, plusieurs sujets qui, dès à présent, se distinguent dans leur carrière respective par la moralité de leurs principes, la sagesse de leur conduite et l'étendue de leur instruction, ce serait publier ce que chacun sait dans notre département et plus loin, d'où l'on y envoie de nombreux élèves. Encore quelques années, et nos populations, sous le rapport des bonnes études, trop long-temps négligées parmi nous, pourront s'élever au niveau de celles qui ont acquis déjà le plus de connaissances utiles, et présenter à la société des sujets capables, par leur savoir et leurs vertus, de la servir avec dignité.

Honneur et gratitude éternelle aux généreux promoteurs de cette institution parmi nous!

Mais si nous devons nous féliciter de jouir des grands avantages qu'elle nous procure; s'il est reconnu que la bonne éducation est la source de la vertu et de l'honneur; si c'est elle qui enseigne aux hommes à remplir avec intégrité leurs devoirs et les fonctions auxquelles ils sont appelés dans le monde, combien n'avons-nous pas lieu d'être affligés de voir Brignoles, chef-lieu d'un arrondissement populeux et riche, privé jusqu'à présent d'une grande maison d'éducation pour les jeunes demoiselles!

Nul doute qu'elle y prospérerait elle-même, et que de bien n'y ferait-elle pas en préparant à la société de vertueuses mères de famille, parfaitement instruites de toutes leurs obligations religieuses et sociales, sans compter les autres avantages que la ville en retirerait! Que nos magistrats, que nos pères de famille sortent enfin de leur assoupissement à cet égard; qu'ils réfléchissent sur ce sujet avec toute l'attention qu'il mérite de leur part, et nous aimons à espérer qu'ils travailleront de concert au plutôt à la réparation de ce funeste oubli (1).

---

(1) J'apprends avec une vive satisfaction, après avoir tracé ces lignes,

En appelant l'attention de nos administrateurs sur l'importance des maisons d'éducation, je suis naturellement conduit à appeler leur surveillance sur un établissement aussi précieux pour elles que pour la partie studieuse et lettrée de notre population, jalouse d'acquérir de nouvelles connaissances : je veux parler de notre bibliothèque communale.

Lors de sa création, en 1822, environ trois mille volumes furent déposés et placés, en bon ordre, par les soins d'une commission du conseil municipal, de laquelle je faisais partie.

Si on la visite maintenant, et qu'on consulte le catalogue qui en fut dressé, l'on gémira, comme nous, des nombreuses spoliations qu'elle a souffertes dans ses plus précieux ouvrages, et du désordre qui y règne parmi la plupart des autres livres. Pourrait-il en être autrement, quand la garde n'en a jamais été confiée qu'à des commis de la mairie, toujours trop occupés du travail incessant de leur emploi, pour qu'ils puissent la surveiller, et qui plus est, gratuitement ou à peu-près? Tranchons une fois pour toutes cette question, et disons-nous bien, qu'une bibliothèque publique ne peut être dirigée et surveillée convenablement que par les soins attentifs d'un bibliothécaire raisonna-

---

que les dames religieuses Ursulines du couvent de la ville d'Aix, viennent de faire l'acquisition d'un vaste local, près et hors de la porte d'Italie de notre ville, pour y établir la maison d'éducation religieuse après laquelle la population soupirait depuis long-temps. Je l'en félicite bien sincèrement.

blement rétribué, et dès lors rendu responsable du dépôt qui lui a été confié. Il mérite assurément qu'on fasse quelques sacrifices pour le conserver au moins tel qu'il est, si toutefois les moyens pécuniaires de la ville ne lui permettent pas de l'augmenter annuellement par de nouvelles acquisitions de bons livres (1).

Je passe à d'autres considérations.

Je l'ai déjà dit, l'eau est pure et très-abondante à Brignoles ; mais le mauvais état des canaux qui la conduisent de la source de St-Simian aux fontaines publiques, en laisse perdre une partie considérable, qui, recueillie, permettrait d'en établir d'autres, une par exemple en tête du cours, une autre sur l'emplacement situé à gauche, en sortant de la porte d'Italie. La première donnerait de la vie et du mouvement à cette promenade, rendrait facile l'arrosage des deux rangées de platanes qui l'ombragent, et la rendrait d'une grande utilité pendant les jours de foire, en devenant, à ces époques, le

---

(1) Il existe un réglement pour une bibliothèque que j'ai visitée dans le temps à Philadelphie (Logan's Library) qui, vu sa sévérité singulière, aurait prévenu les pertes et dommages de la nôtre, s'il avait été adopté pour elle dès le principe. Voici ses dispositions principales : personne ne peut emporter un livre à moins qu'il ne s'engage par écrit à le rendre au bout de cinq semaines, si c'est un in-folio ; dans trois semaines s'il est in-4° ; et en deux semaines s'il est d'un plus petit format. Il faut en outre déposer une valeur double de l'ouvrage, comme gage de la restitution. Voilà ce qui s'appelle savoir apprécier l'importance d'un pareil établissement !

marché des bêtes cavalines dont la ville est dépourvue, bien entendu qu'elles y trouveraient, avec la fontaine, un vaste abreuvoir.

Les bassins de nos fontaines publiques en tiennent lieu jusqu'à présent. Il serait temps qu'on fît attention à ce qui s'y passe contre la sécurité des habitants de la ville et des étrangers, principalement pendant les jours de foire, de marché ou de fêtes publiques. Considérant alors combien d'accidents fâcheux en résultent pour ceux qui en approchent imprudemment, on sentirait la nécessité de faire construire des abreuvoirs ailleurs, pour satisfaire aux besoins du public à cet égard.

La réparation des canaux dont je viens de parler, faite avec toute l'attention et la solidité qu'une pareille opération exige, et qui devient tous les jours plus urgente, fournirait de plus à la ville les moyens de conserver la santé d'une classe d'individus, de femmes, dont l'utile et pénible métier les expose, le jour et la nuit, à toutes les injures des éléments. Un seul lavoir public couvert leur est offert. Il ne peut leur suffire. Leur en fournir un autre également abrité, dans le bas quartier, est un devoir que l'intérêt des habitants et de l'humanité réclament à haute voix. Espérons que nos magistrats ne l'auront pas vainement entendu.

Après avoir proposé, comme utile et même urgent, l'établissement de ces nouvelles constructions, adopterons-nous le projet de démolition partielle d'une des plus anciennes de la ville, je veux dire des murs qui forment son enceinte, projet proposé depuis long-temps au conseil municipal ? Nous répondrons oui, parce que dans l'état actuel des choses, une partie de ces murs est non seulement inutile, mais encore onéreuse à la ville, qui cherche vainement chaque année à en réparer une partie; qu'ils gênent les communications de la ville et de la campagne dont ils cachent aux habitants l'agréable et salutaire aspect; qu'ils s'opposent à la libre circulation de l'air, et à l'écoulement nécessaire des eaux pluviales et d'égouts de la haute ville; qu'ils entretiennent des myriades d'insectes et de reptiles qu'on doit éloigner autant qu'on le peut de toute habitation; enfin, parce que dans leur état de ruine, en plusieurs endroits, on doit craindre leur chute inattendue, et le renouvellement d'accidents qui ont déjà menacé plusieurs fois la vie des passants. A quoi bon surtout des portes à une ville qui ne les ferme jamais, et qui est d'ailleurs ouverte de toutes parts, soit par suite des accidents dont je viens de parler, soit par les nombreuses concessions d'ouvertures de tout calibre que la commune en a faites aux propriétaires qui les ont demandées et qu'on leur a accordées pour faciliter leurs relations de famille, de commerce ou d'industrie, avec l'intérieur de la ville?

Si l'on ne savait que l'homme s'habitue à la vue et à l'usage des objets les plus défectueux, et combien cette habitude y rend même insensibles ou indifférentes les personnes d'ailleurs douées du sentiment du beau, on trouverait surprenant qu'on ait laissé subsister jusqu'à présent la porte de Vitri, petite, basse, étroite, où tous les jours, à tout instant, nombre de personnes s'y heurtent en s'y rencontrant et sont obligées de se céder le pas ou de rétrograder, deux individus ne pouvant y passer ensemble. Cette porte, digne de servir d'entrée à une maison d'arrêt, n'est vraiment propre qu'à entraver les communications des champs avec la ville et *vice versâ*.

Il serait temps que Brignoles, profitant des progrès que les arts ont faits en France, ne souffrît plus l'existence de pareils monuments. Qui ne serait fâché surtout, que les fontaines publiques, celle en particulier établie à l'entrée de la rue Notre-Dame, sur la grande route, en vue des étrangers qui traversent notre ville, l'ait été, de nos jours, dans le style pesant et grossier du XIIe siècle, tandis que, située sur une vieille voute qu'il fallait ménager et ne fournissant qu'un seul tuyeau d'eau, elle aurait dû l'être en simple colonne, élégante et légère.

Garderai-je le silence sur le mauvais état où se trouve depuis long-temps une autre fontaine, celle de Douzon, destinée à fournir l'eau nécessaire à un quartier populeux, éloigné de toute autre fontaine? Le bassin qui la reçoit est encombré de terre fangeuse jusqu'au niveau de la rue: celle-ci y déverse et les eaux pluviales et les immondices qu'elles entraînent, en gâtent l'eau, l'entourent de boues et en rendent l'abord difficile, dégoûtant et souvent impraticable.

Signaler ce fait particulier aux magistrats chargés de veiller à la santé et à la commodité des habitants, suffira sans doute pour fixer leur attention, non seulement sur cette fontaine, mais encore sur toutes celles de la ville qui réclament également leur efficace surveillance, afin qu'elles soient entretenues dans l'état de propreté et de facile abord qu'elles doivent offrir.

Mais, s'il est important que ces devoirs soient remplis avec un zèle vigilant, il en est d'autres qui doivent l'être avec la même exactitude, parce qu'ils sont éminemment salutaires. Ce sont ceux qui tendent à prévenir les maladies endémiques et populaires, causées par les émanations nuisibles qui s'exhalent en tout temps et surtout au printemps et en été, des cloaques, fosses, ruisseaux, acqueducs souterrains et lieux d'aisances où on laisse croupir jusqu'à corruption des matières végétales et animales, d'où dérivent l'altération morbifique de l'air et ses dangereuses suites. Elle doit aussi, cette police, prohiber la vente de la viande, du poisson, des fruits et autres substances alimentaires de mauvaise qualité ; celle de la viande de cochon, avant l'époque à laquelle la loi le permet ; l'ouverture des cabarets après l'heure qu'elle prescrit ; défendre, sous des peines sévères, que des enfants, des adolescents, que des hommes faits (je rougis d'y penser) ne se montrent plus désormais nus, complètement nus, sortant du bain ou de la pêche, sur la plus riante promenade champêtre que Brignoles possède, pour s'y livrer aux plus indécents exercices : conduite intolérable qui fait rejaillir l'indignation qu'elle inspire sur ceux là même qui la souffrent et ne la répriment pas.

Ai-je besoin de signaler en détail quels sont les maux physiques et moraux qui résultent de la non exécution des mesures répressives que je viens d'indiquer?

Qui ne sait que les mauvais aliments, les fruits non encore parvenus à leur maturité, que les débauches, le jeu, l'abus des liqueurs spiritueuses, compagnons inséparables de veilles trop prolongées ; que le corps de l'homme enfin, dépouillé de ses vêtements, exposé aux influences d'un soleil ardent, de l'air fortement agité par le vent, froid ou humide, etc., sont les causes efficientes d'une infinité de maladies? Je me dispenserai donc d'en énumérer la triste et longue nomenclature.

Quand on se rappelle ce qu'était avant la révolution, la promenade dont je viens de parler (le Pré de Pâques) on ne peut qu'être affligé des dégradations qu'il a successivement souffertes, et qu'aucune des administrations qui se sont succédées depuis bientôt un demi siècle, n'ait songé sérieusement à y remédier.

Qu'un système d'imprévoyance si fâcheux continue à être suivi, et ce beau local, naturellement gazonné, si agréable aux habitants, si utile pour leurs travaux agricoles et si propre aux grandes réunions de la population pendant les jours de fêtes publiques, n'offrira bientôt plus qu'un triste et bien grand témoignage de notre inconcevable apathie à l'égard des plus chers intérêts publics.

Que la quadruple rangée d'arbres élevés et touffus, saules, hêtres, charmes, frênes et peupliers qui ornaient autrefois la rive gauche de Carami et l'ombrageaient, ainsi que la prairie, soit remplacée par de nouvelles plantations, soit pour en renouveler l'agrément, soit pour soutenir le terrain des bords de la rivière, la faire rentrer dans son lit primitif, et la rejeter sur la rive droite d'où les propriétaires voisins ne cessent de travailler à la repousser, au détriment de la commune. Sinon qu'on s'attende à de nouveaux éboulements de la rive gauche, à la cessation des communications si nécessaires au public du grand avec le petit Pré de Pâques, également endommagée, enfin à la destruction totale d'un objet si précieux à conserver.

Après avoir éprouvé un bien vif sentiment de peine en traçant ces réflexions, il m'est doux de pouvoir féliciter Brignoles de deux opérations utiles, exécutées naguère par les soins de ses magistrats.

La première consiste dans l'établissement d'un nouvel abbatoir, avec la précieuse faculté de pouvoir le laver à volonté à grandes eaux, et dans l'abandon de l'ancien qui tombait en ruines, et ne remplissait que très-imparfaitement le but de sa destination.

La seconde consiste dans l'achat d'une grande maison qui barrait la place du St-Esprit au midi, et ne permettait les communications si fréquentes entre la haute et la basse ville, que par un très-étroit passage détourné, entre cette maison, l'église paroissiale et le clocher, véritable lieu de guet-à-pens, toujours malpropre et où des malfaiteurs avaient maintes fois détroussé ou insulté les passants.

C'est ainsi qu'on a fait succéder à cet endroit repoussant, une jolie place publique, complantée d'acacias odorants; réuni cette place à celle de la paroisse, et travaillé avec succès à la salubrité, à la sûreté, à la commodité et à l'agrément des citoyens.

Ces améliorations sont des bienfaits qui méritent à leurs auteurs la reconnaissance publique.

Cette récompense, la plus douce que doive désirer une administration municipale, parce qu'elle est la plus honorable, sera aussi le prix de celles qui procureront les mêmes avantages de commodité et d'assainissement à d'autres quartiers de la ville qui en ont besoin, et notamment à celui qui sépare la place de la poissonnerie de la rue de la Paroisse, et à celui de Cavaillon.

Il s'agirait, pour le premier, d'établir une communication large, courte et directe entre la rue de la Paroisse et la place de la Poissonnerie, en achetant et faisant disparaître les trois ou quatre vieilles maisons et la ruelle qui les séparent, et qui n'est, en hiver, qu'une traverse impraticable, et en été, qu'un détroit que resserrent encore des tas d'ordures et de fumier. Qu'attendons-nous pour délivrer notre bonne ville d'un lieu si incommode, si sale, si dégoûtant?

L'opération qui pourrait améliorer la situation sanitaire du quartier de Cavaillon, l'un des plus humides et les plus malsains de la ville, consisterait, pour être efficace, en l'achat et la démolition des dix ou douze vieilles et petites maisons qui forment un îlot au fond de ce quartier, pour transformer l'espace qu'elles occupent en une place publique, laquelle serait composée de ce terrein et des quatre ruelles qui l'entourent. Elle serait à l'abri des vents qui soufflent souvent dans nos contrées, animée par les magasins et boutiques qui s'y établiraient bientôt, alimentées d'eau par la fontaine qui s'y trouve et qu'il faudrait restaurer, elle serait enfin fréquentée par les personnes de la ville ou étrangères qui y seraient attirées par ce nouveau marché, et par celles qui choisiraient cette nouvelle voie de communication large, propre et facile, entre la place de Carami et celle de St-Pierre.

Attendu que Brignoles n'a autour d'elle, ni même au loin, aucune foyer d'où les vents qui y règnent puissent lui apporter des exhalaisons malfaisantes ; que les eaux des sources inépuisables qui les fournissent à ses fontaines sont pures, ainsi que je l'ai déjà dit ; que les diverses productions de son terroir, céréales, vin, huile d'olive, plantes potagères, herbages, fruits et fourrages sont de bonne qualité ; qu'elle possède plusieurs grandes places publiques ornées d'arbres antiques d'une grande beauté (1), lieux agréables où l'air circule librement ; attendu, dis-je, que la providence, ou, si l'on veut la nature, qui pourtant n'en est que l'œuvre, lui a prodigué ses faveurs, on ne peut attribuer les maladies auxquelles une partie du peuple est sujet, qu'à son ignorance ou à son mépris des plus simples lois de l'hygiène, ainsi que je l'ai déjà plusieurs fois remarqué.

Chercher partout les moyens possibles à en détruire les causes, sera donc une œuvre méritoire. Je crois avoir rempli mon devoir en les indiquant

---

(1) Parmi les beaux arbres qui ornent toutes les places publiques de Brignoles, il est un orme antique (lou gros oumé) sur celle de Carami, dont l'énorme grosseur et l'étrange courbure de son tronc, en partie creux et vermoulu, soutenu par une colonne en pierre et de la maçonnerie, attire l'attention des étrangers, surpris à la vue de ce singulier colosse végétal. Ses nombreuses branches à rameaux étendus couvraient autrefois de leur ombre le tiers de cette grande place. Nos ayeux craignant avec raison leur chute inattendue, en firent couper successivement la majeure partie, vu la décrépitude de leur base. Il y a environ 36 ans, une de celles qui restaient se détacha par sa propre pesanteur et écrasa deux malheureux soldats qui se reposaient calmes et tranquilles sous cet ombrage suspect. QUI HABENT AURES AUDIANT !

à l'autorité ; c'est à elle à remplir le sien. Pour y parvenir elle aura, qui peut en douter, de grandes difficultés à vaincre, bien des obstacles à surmonter, beaucoup de dégoûts et d'oppositions à essuyer ; mais elle se rappellera que l'assainissement d'un pays, d'un quartier, d'une rue, d'un seul local même inhabité, doit appeler ses plus vives sollicitudes et être le but constant et principal de son zèle et de ses efforts. Si comme chacun le dit et le répète avec raison, la santé est le premier de tous les biens, quels sacrifices ne doit-on pas faire pour en faire jouir et soi-même et ses concitoyens? Disons-le : pour réussir dans ces sortes d'entreprises qui vexent utilement, mais temporairement, quelques particuliers imprévoyants, l'un des plus grands moyens, c'est d'en avoir la ferme volonté, puissance magique qui sait se créer des ressources et triompher des obstacles que l'ignorance, la paresse, l'insouciance, l'avarice ou le mauvais vouloir opposent souvent aux plus utiles projets.

En attendant que ceux dont il s'agit ici puissent se réaliser, la police doit veiller attentivement au nettoiement fréquent des lieux dont je viens de m'occuper et de plusieurs autres plus cachés, quoique situés au centre de la ville, où les eaux qui y arrivent des hauts quartiers, les égouts d'éviers, des urines, des excréments d'hommes et d'animaux et des matières fermentescibles de toutes espèces s'accumulent, croupissent, se corrompent et communiquent à l'atmosphère et aux maisons voisines, des principes destructifs de la santé publique et particulière. Ces sales endroits, quoiqu'occupant un espace considérable, entre l'ancienne et la nouvelle ville, sont pour ainsi dire étrangers à une grande partie de la population qui n'a rien à y faire, mais non des médecins qui y sont appelés par leur profession, et qui gémissent d'y rencontrer ces foyers permanents d'infection. La police doit les connaître, les faire visiter par ses agents, commander qu'ils soient fréquemment nettoyés, couverts de nouvelle paille, y faire enfin exécuter ses ordres sur ce point, avec exactitude et sévérité.

Le même devoir lui est imposé à l'égard des mêmes causes, qui dans plusieurs autres quartiers de la ville, y produisent les mêmes effets. Prévenons autant qu'il nous sera possible, les terribles conséquences que notre insouciance à cet égard pourrait de nouveau nous faire subir. Rappelons-nous des ravages que le cruel choléra a exercés dans notre ville, en 1835, ainsi que dans plusieurs autres villes et villages de notre département, où les sages lois de l'hygiène publique et privée, sont, comme chez nous, méconnues(1), et soyons assurés

---

(1) En voici deux exemples : la loi du 12 juin 1804 défend d'inhumer dans l'enceinte des villes et bourgs. Le cimetière de Flassans et celui de Cotignac sont dans leur enceinte ; celui de Flassans est contigu à la maison curiale et très-près de l'église; celui de Cotignac l'est à l'église, laquelle ne prend du jour que par des croisées qui s'ouvrent sur ce triste local. Les articles 2 et 3 du même décret exigent que les cimetières soient

que si elles y avaient été observées, le pays n'aurait pas eu à regretter un si grand nombre de victimes. Les causes locales de maladies que nous invitons nos concitoyens à combattre de tout leur pouvoir n'engendreut pas le choléra, cela est vrai ; mais il ne l'est pas moins, qu'elles le compliquent chez les sujets affaiblis par leur influence, qu'elles les rendent plus aptes à le contracter, et moins capables de résister à la violence de ses attaques.

Il est inutile de dire que dans les localités où il n'est pas possible d'éloigner de l'habitation ces réceptacles d'immondices, l'autorité compétente doit tenir la main à ce qu'ils soient fréquemment nettoyés, spécialement pendant le printemps et l'été.

Que la police remplisse avec exactitude les devoirs que le public est en droit d'exiger d'elle ; qu'après avoir ordonné ces mesures sanitaires et autres de sa compétence, elle ne recule pas devant leur mise à exécution ; que les habitants eux-mêmes s'empressent d'obéir à ses ordres ; ils doivent même les prévenir, et Brignoles, ainsi administrée, redeviendra ce qu'elle n'aurait jamais dû cesser d'être : la ville la plus salubre du département auquel elle appartient.

établis à la distance de 18 à 20 toises de l'habitation. Ceux que je viens de citer y touchent. Les cimetières doivent être clos de murs. Celui de Flassans est ouvert à tous les genres de profanations. Les fosses ne doivent être rouvertes que de 5 à 5 ans ; elles le sont beaucoup plutôt à Cotignac, parce que son cimetière est trop petit relativement à la population. Aussi le fléau cholérique qui frappa cette commune en 1835 s'y perpétua-t-il plus long-temps que partout ailleurs dans notre arrondissement.

On pourrait en augmenter les agréments par des plantations de peupliers ou d'acacias le long de ses avenues extérieures. Ces sortes d'arbres à rameaux élevés n'embarrasseraient pas les routes qui y aboutissent ; ils formeraient d'agréables promenades en été, et modéreraient la violence des vents auxquels nos contrées sont exposées (1).

Parmi ces vents, ceux qui soufflent avec le plus d'impétuosité sont ceux du levant et du N. O. connu sous le nom de *Mistral*. Celui-ci est inquiétant, sec, vif, pénétrant, froid même en été, s'il a été précédé, comme il l'est d'ordinaire, par de la pluie ; il fatigue les poitrines délicates ; mais en général il fortifie les tempéraments, purifie l'atmosphère de l'humidité que les collines qui entourent le terroir, les eaux abondantes qui l'arrosent et celles qui coulent de toutes parts dans la ville lui procurent.

Les vents d'E. et de S. amènent des nuages, des pluies, relâchent nos fibres, appesantissent le corps, ainsi que les facultés de l'ame et de l'entendement. Ces effets sont surtout manifestes chez les vaporeux. Ce sont le levant et le mistral qui causent le plus de dommages à nos campagnes.

---

(1) Deux espaces de terrain assez considérables, placés, l'un hors de la porte des Cordeliers et l'autre INTRA MUROS, formant la lice du Portail-Neuf, débarrassés des matériaux, pierres de taille, pièces de bois, décombres et débris de toutes sortes qui les encombrent constamment, deviendraient facilement deux places publiques fort agréables aux habitants de ces deux quartiers, si, comme je le propose pour les autres avenues de la ville, on y faisait planter des arbres propres à les ombrager.

Les vents rapides du N., les orages et les tempêtes, amènent la sérénité du ciel, la sécheresse de l'air et l'élévation du mercure dans le baromètre. Cette élévation est toujours plus grande pendant les grands froids ou les grandes chaleurs, à moins qu'un grand vent ne s'y oppose.

Le thermomètre varie à Brignoles en certaines années, du 6e, 7e ou 8e degré sous le zéro, jusqu'au 24e, 25e et 26e degré en été, au-dessus ; bien entendu que ce sont là les deux extrêmes de ces variations.

Le territoire de Brignoles est en général composé de terres argileuses et sablonneuses. Dans certains quartiers elles sont mêlées ; dans d'autres elles sont distinctes. Celui qui avoisine le faubourg d'Italie, offre un fond de tuf à peu de profondeur, ce qui rend jaunâtre la terre qui le recouvre. Au nord de la ville et près de Carami, la terre est sablonneuse ; plus loin, du même côté, elle est rougeâtre, et blanchâtre en certains autres endroits. Toutes ces terres bien amendées et cultivées avec soin, donnent de bonnes productions. Le terroir est arrosé par les eaux de Carami et celles qui y arrivent du *Val-de-Camps* et de la *Celle*, lesquelles servent aussi à faire mouvoir des moulins à farine, à huile d'olive, à soie, à foulon, à tan, à papier commun, à la fabrication des cuirs, des petites peaux et au blanchissage des toiles. La vigne y prospère et donne abondamment un vin de table agréable au goût, à la vue et à l'odorat; l'olivier y souffre souvent de grands dommages, ainsi que dans toutes les autres parties de la Provence, par la rigueur des hivers: mais l'huile en est fine, et à ce titre réservée pour l'usage de la table et de la cuisine. Celle qui l'est moins sert à l'éclairage dans les maisons; la plus grossière à celui de la ville. Le mûrier y est cultivé aux avenues des maisons de campagne et sur les lisières des proprietés limitrophes des grandes et moyennes routes. Ce terroir, en 1815, était d'une contenance de 5061 arpents, d'après un état remis à la préfecture par notre conseil d'arrondissement.

Il y a à Brignoles plussieurs tanneries, de fabriques de cire, d'eau devie et d'alcohol; des filatures de soie. L'art typographique y est exercé avec goût et succès; une brasserie y fait de la bière. Toutes les sortes de pâtes à l'italienne, produits de l'art du vermicellier y sont préparées avec soin; on y trouve aussi ceux du passementier, du potier de terre, du fabricant de chandelles; on y teint des étoffes; on y foule des draps. On y voit enfin de nombreux magasins, atteliers et boutiques, abondamment fournis de toutes sortes de marchandises où ses babitants et ceux des bourgs, villages et hameaux circonvoisins peuvent se pourvoir de tout ce qui leur est nécessaire.

A son tour Brignoles reçoit de ces diverses communes une infinité d'objets précieux.

Cabasse, Flassans, Bras, Carcès et Besse y envoient du charbon, du bois à brûler, de l'écorce de chène; Montfort, Vins, Terruby et Cotignac leurs beaux raisins de provision, leurs excellentes figues pourprées et leur vin cuit que les étrangers vendent souvent pour du Malaga. Camps, les chapeaux qui s'y fabriquent; le Val, des tuiles, des carreaux, et des fruits qu'il tire de la Haute-Provence; la Celle, du plâtre, du tuf, ses fines petites cerises et l'utile paturin qu'elle recueille sur les collines voisines d'Ingardin, de la Loube et du Lamaron. Pignans, Gonfaron, le Cannet et le Luc lui fournissent des châtaignes, le bois qui porte ce fruit et divers produits de leurs fabriques de verre; Barjols et Belgencier, ceux de leurs papeteries; touts ces endroits et d'autres un peu plus éloignés, tels qu'Hyères, Ollioules et Soliers, des produits de leurs récoltes plus précoces, de leur pêche, de leur chasse et de leur industrie. Le poisson de mer lui est apporté de la Ciotat, de Cassis et de St-Tropez.

Autrefois la jeunesse de Brignoles amusait ses moments de loisir à jouer au ballon, à la paume, au maïl, au but-avant, à la course et autres jeux de mouvement et d'adresse. De nombreux spectateurs y assistaient pour juger de la force, de l'agilité, de la ruse et de la dextérité des acteurs.

Elle se réunissait, pendant les belles soirées d'été, en des lieux champêtres pour y prendre des joyeux repas, faire de la musique, chanter, danser, se divertir enfin avec décence et modération. Les deux sexes de tout âge, mus et unis par des liens de famille, d'intérêt et d'amitié, participaient à ces réunions dans lesquelles s'entretenaient pour le bien de tous, un esprit de paix, de politesse et de sociabilité que nos nouvelles mœurs ont fait évanouir.

Plusieurs quartiers de la ville solennisaient tous les ans la fête de quelque saint, laquelle y attirait la foule pour jouir du spectacle animé qu'elle offrait pendant trois jours consécutifs.

Ce spectacle consistait d'abord en cérémonies religieuses, et puis, le soir, à l'entrée de la uuit, en illuminations variées et brillantes de tout le quartier et en une promenade de tous ses habitants, hommes, femmes, vieillards, jeunes gens, portant chacun une torche allumée à la main, marchant au bruit croisé des boites, des tambours, tambourins, fifres, galoubets, et d'une musique guerrière pour aller brûler hors de la ville un feu d'artifice ou de joie qui, en effet, l'inspirait à la multitude assemblée ; des danses, des courses d'hommes, d'enfants, de chevaux et autres exercices gymnastiques, pour lesquels on distribuait des prix aux vainqueurs, terminaient ces heureuses journées. C'est ainsi que le quartier des Augustins célébrait la fête de saint Roch ; la Grande-Rue et celle de Cavaillon, sainte Anne ; la rue des Lanciers, saint Sauveur ; du Palais et des Cordeliers, celle de saint Louis, évêque, patron de la ville, etc., etc. ; mais cette dernière l'était en même temps et l'est encore dans toute la ville, et semblait n'être que la continuation de celle de saint Roch.

Quelle affluence d'étrangers ces jours de réjouissances publiques n'amenaient-ils pas à Brignoles, et quels avantages matériels son commerce et son industrie n'en retiraient-ils pas? Car le commerce et l'industrie sont encore plus que l'agriculture les promoteurs de l'aisance ou de la fortune de ses habitants. Ce sont eux qui donnent à Brignoles la vie et le mouvement qu'elle présente, le samedi surtout, jour de marché public, et qui la placent au rang des petites villes les plus commerçantes de la Provence, et des plus agréables à habiter. Sa situation, à peu près centrale entre le chef-lieu du département, Aix, Toulon et Marseille, sur la grande et belle route de Paris et de l'Italie; non loin, pourrais-je ajouter, des imposants déserts de la Ste-Baume à Nans, et de Notre-Dame-des-Anges à Pignans, montagnes du sommet desquelles on découvre, par un ciel serein, la moitié de la Provence du côté Nord et la partie de la Méditerranée qui baigne ses bords au midi, les îles d'Hyères, la rade de Toulon et même l'île de Corse; cette situation, dis-je, ajoute encore à ses agréments et lui procure des avantages dont beaucoup d'autres cités sont privées.

La ville de Brignoles dont je viens de tracer la statistique, incomplète sans doute, est intéressante par son site, par son terroir, par son climat, par la nature variée de ses productions; par l'abondance et la bonne qualité de ses eaux; par son commerce, son industrie; par les nombreuses communes qui l'entourent; par la facilité de ses rapports avec les principales villes de la Provence, et par le caractère bon, pacifique et liant de ses habitants. Elle n'aurait, pour ainsi dire, rien à désirer si, animées d'un zèle réparateur, ses administrations municipales s'étaient tour à tour appliquées à remédier aux choquantes défectuosités de construction qui la déparent dans plusieurs de ses quartiers ; aux graves imperfections de la plupart de ses établissemens publics ; à en former de nouveaux qui lui sont nécessaires ; enfin, si, jalouses de remplir l'une de leurs plus importantes obligations, elles s'étaient sérieusement occupées à détruire les évidentes causes locales de maladies qui nuisent depuis si long-temps à sa salubrité.

J'ai écrit cet opuscule avec toute la sincérité d'un citoyen ami de son pays, et sans autre intention que celle de lui être utile. Si quelqu'un de mes concitoyens a de meilleurs avis à lui donner, qu'il les publie, et je l'en remercierai.

.....Si non his utere mecum.

KLEIN, interp. nat.

TABLE CHRONOLOGIQUE

des Hommes distingués par leurs vertus, leur savoir et leurs talents, que la ville de Brignoles a fournis à la Société.

FOUQUE DE CAILLE, évêque de Riez, en .... 1273.
SAINT LOUIS, évêque de Toulouse...................... 1297.
RAYMOND, poète sous le roi Robert...................... 1344.
ROSTAN SAINT-VICTOR, historien du roi René.......... 1464.
HUBERT DE VINS, grand guerrier, fameux ligueur........ 1589.
BRAQUETY, habile médecin.............................. 1590.
MONDON (Jacques), capucin, connu sous le nom de *Frère Blaise.* Il s'illustra par son dévouement héroïque au salut des malades, pendant la peste qui ravageait la ville d'Aix, en.. 1629.
COTOLENDY (Ignace), évêque de Metellopolis............. 1662.
FAUCHIER (Laurent), habile peintre..................... 1663.
PARROSSEL (Joseph), dit *Des Batailles*, grand peintre... 1704.
DESPARRA (Pierre), prévôt de la cathédrale de Toulon.... 1719.
DE PAUL, oratorien, auteur de divers opuscules latins...... 1726.
LEBRUN (Pierre), théologien, savant distingué........... 1729.
GASSIER (Jacques), célèbre avocat, à Aix................ 1730.
GOUJON (Toussaint), prêtre, habile théologien............ 1735.
MAILLE (Louis), profes. de philosophie au collége de la Sapience. 1738.
AMIC (Charles), prêtre du St-Sacrement, auteur d'un ouvrage inédit en 3 vol., ayant pour titre : *de la Connaissance philosophique de l'Homme*............................. 1739.
GRANET (François), diacre, auteur et traducteur ; il fut un des principaux collaborateurs de Fréron, ennemi implacable de Voltaire.. 1741.
FERAUD (François), poëte latin.......................... 1747.
DESPARRA (Alexandre), prévôt de la cathédrale de Toulon... 1760.
MAILLE (Joseph-Augustin), professeur de théologie......... 1763.
ROLLAND (Jean-Baptiste), capucin, sous le nom de père *Calixte;* de la société des Arcades de Rome, auteur d'écrits historiques estimés.. 1779.
MÉLAN (Louis), habile chirurgien de la marine royale au port de Toulon... 1780.
MOTTET DE FONTBELLE (Jean-François), conseiller au conseil supérieur du Port-au-Prince......................... 1785.

LÉGIER (Jean-Baptiste), enlevé trop tôt à notre amitié et à l'art de la peinture, qu'à l'âge de 15 ans il cultivait avec les plus heureuses dispositions, mort à Paris, en.................. 1793.

ROLLAND (Louis), auteur de poésies créoles facétieuses, inédites, victime des troubles de l'île de St-Domingue, en..... 1796.

CIPRIOT (Joseph), partit pour Saint-Domingue en qualité de mousse, en 1753 ; il y acquit une fortune considérable dans le commerce de la boulangerie. L'emploi généreux qu'il en fit envers les malheureux, pendant les troubles de cette colonie, lui avait mérité à juste titre la belle qualification du *Bienfaisant Provençal*. Il alla finir ses jours dans la misère, comme la plupart des anciens habitants d'Haïti, aux États-Unis d'Amérique, vers l'année......................... 1798.

ROSSOLIN (Adolphe), auteur de plusieurs pièces de poésie légère, publiées dans le journal de l'Empire, en............ 1804.

ROSSOLIN (son frère), artiste à Paris. Il fut appelé pour faire en cheveux le portrait de l'impératrice Marie-Louise, ouvrage qu'il exécuta en homme habile......................... 1812.

ALIBERT (Louis), auteur d'un mémoire publié en 1808, souvent cité avec éloge dans les écrits modernes d'agriculture, sur la meilleure manière de cultiver le froment, décédé à Marseille. 1814.

BAILLE (Louis-Paul), baron de Saint-Pol, maréchal de camp, commandant de l'ordre royal de la légion d'honneur, chevalier de Saint-Louis et de la couronne de Fer, décédé en.......... 1821.

FERAUD (Jean-Baptiste-Dominique), médecin, rédacteur, en 1792, de l'Oracle du Capitole à Rome, mort en France.... 1829.

DE FABRI (Le Baron), premier président de la cour royale à Aix 1830.

GRISOLES (Félix), professeur de mathématiques de la marine royale à Toulon.................................... 1830.

JUJARDY (Jacques), prêtre, chanoine, curé de Brignoles, principal promoteur de l'établissement du Petit Séminaire, en 1824, décédé en.................................... 1834.

BREMOND (Louis-Dominique), homme de mœurs patriarcales. Traducteur, en 1810, d'une partie des écrits du prophète Baruch ; décédé professeur de physique, d'histoire naturelle et de chimie à l'école normale primaire du Var................ 1835.

RAYNOUARD (Juste), poète dramatique, membre et secrétaire de l'Académie Française ; auteur de plusieurs ouvrages importants sur la langue romane, sur le droit municipal en France, etc., etc., décédé en.......................... 1836.

NOMENCLATURE BOTANIQUE

FRANÇAISE, PROVENÇALE ET LATINE.

Les plus célèbres praticiens en médecine, de tous les temps et de tous les pays, ayant donné la préférence à l'emploi des remèdes simples sur les médicaments composés, comme moyens thérapeutiques, et l'utilité de cette nomenclature, pour faciliter cet emploi, m'ayant été démontrée par l'usage que j'en fais depuis plus de trente ans, j'ai lieu de croire que sa publication rendra cette utilité plus générale dans notre province, et qu'elle épargnera aux gens de l'art qui exercent leur profession dans les communes rurales, auxquels elle est plus particulièrement destinée, les peines que j'ai prises moi-même pour la recueillir.

Publiée en partie et par fragments, en 1824, dans le journal médico-chirurgical du Var, et seulement en français et en provençal, on la trouvera ici complète et augmentée de sa synonymie latine, que plusieurs anciens abonnés à ce journal m'ont invité à y ajouter.

Medicina paucarum herbarum scientia. HIPPOCR. — Paucis atque simplicis et selectis remediis utatur medicus. CELSUS. — Sufficiunt pauca selecta, usu frequenti probata et simplicia magis quam composita. FRID. HOFFM. OPERA. — Varietas medicamentorum ignorantiæ filia est. BACO.

La simplicité est l'amie de la nature, dit CLERC (Hist. nat. de l'homme malade). Elle doit être aussi la compagne du médecin qui, avec un petit nombre de *remèdes simples*, peut traiter et guérir la plupart des maladies.

A

Absynthe.	*Incen fer (l')*.	Absynthium vulgare.
Acanthe.	*Pato d'ours (la)*.	Acanthus verus.
Ache.	*Apy fer (l')*.	Apium palustre.
Aconit.	*Estranglo loup (l')*.	Aconitum.

Actée.	*Herbo de s. Christoou.*	Christophoriana.
Affilante.	*Dragouno (la).*	Aphyllantes Monsp.
Agaric.	*Pignet (lou).*	Fungus esculentus.
Agrostis.	*Graminet (lou).*	Gramen conicum.
Aigremoine.	*Sourbeireto (la).*	Agrimonia.
Ail.	*Aillet (l').*	Allium sativum.
Ail sauvage.	*Cébilloun (lou).*	Allium campestre.
Alaterne.	*Daradet (lou).*	Alaternus.
Alcée.	*Canébas (lou).*	Alcea sive malva silv.
Alleluia.	*Pascalo (la).*	Oxis alba.
Alkekenge.	*Glouglou (lou).*	Alkekengi.
Althéa.	*Bouan visclet (lou).*	Bismalva.
Alizier.	*Farabrégourier (lou).*	Lotus.
Amande pistache.	*Arabano (l').*	Pistacia.
Ancholie.	*Galantino (la).*	Aquilegia.
Anserine.	*Armoun (l').*	Potentilla.
Antirhinon.	*Suço-meou (lou).*	Antirrhinum.
Arbousier.	*Darboussier (lou).*	Arbutus.
Aristoloche ronde.	*Sarrasino (la).*	Aristolochia fœmina.
Aristoloche en cœur.	*Usuret (l').*	— cordiforma.
Armoise.	*Herbo de sant Jean.*	Arthemisia.
Arrête bœuf.	*Agoun (l').*	Ononis.
Arroche.	*Armaou (l').*	Atriplex.
Arum maculatum.	*Herbo deis paourés (l').*	Arum maculatum.
Artichaut.	*Cachouflier (lou).*	Carduatum.
Asphodèle.	*Pourraquo (la).*	Asphodelus.
Asperge sauvage.	*Ramocouniou (lou).*	Corruda.
Aster.	*Ueil de Diou (l').*	Aster.
Astragal.	*Sézé fer (lou).*	Astragalus.
Aubépine.	*Espino-blanco (l').*	Oxiacantha.
Aubergine.	*Mérinjano (la).*	Piperitis pomum.
Avoine.	*Civado (la).*	Avena.

B

Balaustier.	*Mingranien fer (lou).*	Punica sylvestris.
Bardane à grosses têt.	*Lampourdo (la).*	Bardana major.
Bardane à petites têt.	*Jounugi (lou).*	Bardana minor.
Barbarie.	*Herbo de santo Barbo.*	Barbarea.
Basilic.	*Barico (lou).*	Ocimum.

Bec de grue.	*Rouberto (la).*	Geranium.
Belle dame.	*Belo-damo (la).*	Bella dona.
Benoite.	*Bénido (la).*	Benedicta.
Bistorte.	*Couroubrino (la).*	Bistorta.
Blette.	*Herbeto (l').*	Blitum.
Bluet.	*Bluret (lou).*	Cyanus.
Bon henry.	*Bley (lou).*	Tota bona.
Bouillon blanc.	*Varlaquo (la).*	Verbascum.
Bourrache.	*Bourragi (lou).*	Borrago.
Bourse à berger.	*Tabouret (lou).*	Bursa pastoris.
Bryone.	*Aoubovis (l').*	Bryonia.
Bruyère.	*Brugas (lou).*	Erica.
Buglose.	*Lengo de buou (la).*	Buglossum.
Buis.	*Bouï (lou).*	Buxus.
Buphtalme.	*Ueil de buou (l').*	Buphtalma.
Buplèvre.	*Cooupiero (la).*	Buplevrum.
Butome.	*Esparganeou ou jounc flouri.*	Butomus.

C

Cabaret.	*Oourcillo d'home (l').*	Arum.
Caillelait.	*Ciéroua (la).*	Gallium.
Calament pouliot.	*Manugreto (la).*	Calamintha.
Camomille inodore.	*Margaridéto (la).*	Bellis minor.
Camomille matricair.	*Boutoun d'argen (lou)*	Leucanthemum.
Campanule ou gr. lis.	*Gantélet (lou).*	Campanula major.
Capucine.	*Nestoun deis indos (lou).*	Cardamindum.
Câprier.	*Tapénier (lou).*	Capparis.
Carotte cultivée.	*Pasténargo (la).*	Carotta.
Carotte sauvage.	*Girouillo (la).*	Carotta sylvestris.
Carlina.	*Cardarinéto (la).*	Carlina.
Carthame.	*Grano de parrouquet.*	Carthamus.
Casse-lunette.	*Bluret (lou).*	Cyanus.
Cataire.	*Herbo deis cats (l').*	Calamintha.
Céléri cultivé.	*Apy (l').*	Apium dulce.
Cétérac.	*Doourado (la).*	Asplenium.
Cévadille.	*Grano de capouchin.*	Sibadilla.
Chanvre.	*Carbé (lou).*	Cannabis.
Champignons.	*Pignets (leis).*	Fungus.

Chardon aux ânes.	*Cooussido (la).*	Carduus vin. repens.
Chardon béni.	*Acantin (l'),*	Carduus benedictus.
Chardon roland.	*Panicaou (lou).*	Eryngium.
Chausse-trape, ou chardon etoilé.	*Oouruclo (l').*	Calcatrepola.
Chélidoine grande.	*Férougeo (la).*	Chelidonium.
Chélidoine petite.	*Oourcilheto (l').*	Chelidonia.
Chêne blanc.	*Rouvé (lou).*	Quercus alb.
Chêne liège.	*Subrier (lou).*	Suber.
Chêne à kermès.	*Avaou (l').*	Ilex coccigera.
Chêne vert.	*Eouvé (l').*	Ilex arborea.
Chêne petit.	*Caramandrier (lou)*	Chamadris.
Chénopade.	*Pooubroyo (la).*	Chenopodium.
Chèvre-feuille.	*Sabatoun (lou).*	Caprifolium.
Chicorée cultivée.	*Andivo (l').*	Endivia.
Chicorée sauvage.	*Moouguier.*	Chicorium.
Chiendent.	*Grame (lou).*	Gramen.
Chondrille.	*Saoutouramo (la).*	Chondrilla.
Chou.	*Coouré (lou).*	Brassica.
Ciguë.	*Balaoudino (la).*	Cicuta.
Cimbalaire.	*Ambourigueto (l').*	Umbilicus.
Cinéraire marine.	*Herbo St-Hounoura.*	Cineraria mar.
Circée.	*Herbo St-Estieni.*	Circea.
Ciste.	*Messugo (la).*	Cistus.
Citronnelle.	*Pouncirado (la).*	Melissa.
Clématite.	*Entrévadis (l').*	Clematitis.
Cochléaria.	*Cuilliero (la).*	Cochlearia.
Coignassier.	*Coudounier (lou).*	Cydonia.
Colchique.	*Bramo vaco (la).*	Colchicum.
Concombre sauvage.	*Coucoumasso (la).*	Cucumis.
Conyse.	*Nasquo (la).*	Coniza.
Consoude.	*Ooureillo d'ay (l').*	Symphitum.
Coquelicot.	*Ruèlo (la).*	
Coqueret.	*Glouglou (lou).*	Alkekengi.
Coquelourde.	*Gironato (la).*	Pulsatilla.
Coraline.	*Mouffo de mar.*	Corallina.
Cornouillier, arbre.	*Curnier (lou).*	Cornus.
— arbrisseau.	*Sanguin (lou).*	Ligustrum.
Cormier, arbre.	*Sourbiero (la).*	Sorbus.

Coronille à jonc.	*Ginesto fèro (la).*	Scorpius.
Couleuvrée bryona.	*Vigno fèro (la).*	Bryonia.
Courge.	*Cougourdier (lou).*	Cucurbita.
Crapaudine.	*Boueno-Bruisso (la).*	Bufonitas.
Cresson des jardins.	*Nestoun (lou).*	Nasturtium.
Crête de Coq.	*Ardèno (l').*	Crista galli.
Cumin.	*Nisasprè (lou).*	Cuminum.
Cuscute.	*Cassuto (la) ou Rasquo.*	Cuscuta.
Cyclamen.	*Pan de pouarc (lou).*	Cyclamen.
Cynoglosse.	*Lengo de can.*	Cynoglossum.
Cyprès.	*Oussiprè (l').*	Cupressus.
Cytise à genêt.	*Escoubillo (l').*	Cytisus.

D

Dentaire.	*Arabastro (l').*	Dentaria.
Dent de lion.	*Pissooulìech (lou).*	Dens leonis.
Dentellaire.	*Bagoun (lou).*	Dentellaria.
Dictame blanc.	*Frayssinelo (la).*	Fraxinella.
Digitale.	*Gantélino (la).*	Digitalis.
Dompte-venin.	*Réviromenu (lou).*	Vince-toxicum.
Doronique.	*Dourougno (la)*	Doronicum.
Douce-amère.	*Vigno deis Judious.*	Dulcamara.
Drave.	*Arabisquo (l').*	Draba.

E

Eclaire (gr. Chélid.ne)	*Dindoulière (la).*	Chelidonium.
Ecorce de chêne.	*Rusquo (la).*	Quercus cortex.
Ecorce de div. fruits.	*Grueillo (la).*	Cortex.
Ecorce de liège.	*Subré (lou).*	— suber.
Eglantier.	*Gratocuou (lou).*	Cynorrhodon.
Ellébore.	*Pè de Griffon.*	Veratrum.
Enule Campane.	*Panaquo (la).*	Helenium.
Epeautre.	*Ourdéat (l').*	Zea.
Euphorbe épineux.	*Retoumbet (lou).*	Euphorbium.
Euphorbe des vallons	*Pissocan.*	Ibid.
Epine-vinette.	*Espino-Minéto (l').*	Berberis.
Epurge ou Catapuce.	*Rasclo-Tripo (la).*	Lathiris.

5

Epythime.	*Basqueto.*	Epythimum.
Erable.	*Agas (l').*	Acer.
Ers.	*Garoutoun (lou).*	Ervum.
Estragon.	*Dragounéto (la).*	Dranunculus esculen.
Esule petite.	*Chouscleto (la).*	Esula.
Eupatoire.	*Canabino.*	Eupatorium.
Euphraise.	*Herbo de Sant Clar.*	Euphrasia.

F

Fenouil.	*Fénou (lou).*	Fœniculum.
Fenugrec.	*Sénégroun (la).*	Fœnum grecum.
Fève.	*Favo (la).*	Faba.
Féverole.	*Favaroun (lou).*	Faba minor.
Figuier d'Af. ou Nop.	*Casdasso (la).*	Opuntia.
Filagues.	*Tararignoua.*	Filaria.
Filipendule.	*Fiérachoua.*	Filipendula.
Flambe iris.	*Glooujoou (lou).*	Iris.
Fougères.	*Féouve.*	Filix.
Frène.	*Fray.*	Fraxinus.
Fumeterre.	*Ubriago (l').*	Fumaria.
Fusain.	*Bounet de Capélan.*	Fusanus.

G

Gainier.	*Favodousso (la).*	Cercis Siliq.
Galle de chêne.	*Agaro (l').*	(Voyez Chêne.)
Garence.	*Rastélet (lou)*	Rubia
Gaude.	*Rézéda.*	Luteola.
Genêt commun.	*Ginesto (la).*	Genista.
Genêt épineux.	*Argeiras (l').*	Scorpius.
Génévrier.	*Cadé (lou).*	Juniperus minor.
Gentiane.	*Boisfeou.*	Gentiana.
Germandrée.	*Caramandrier (lou).*	Chamœdris.
Gesse.	*Jaysso (la).*	Lathyrus.
Gesse à fleurs pâles.	*Tapissoly (lou).*	— Alb.
Gland du chêne.	*Aglan (l').*	Quercina glans.
Glaïeul puant.	*Espatulo.*	Xyris.
Glouteron.	(Voyez Bardane à grosses têtes).	
Globulaire.	*Bouléto (la).*	Globularia.

Gombo *.	*Indibisco (l').*	Althéa indica.
Gramen Dactilon.	*Brusti (lou).*	Gramen Dactylon.
Gramen Pannicula[tum]	*Saounogarri.*	
Gratte-cul.	*Rieblo (la).*	Cynorrhados.
Gratiole.	*Herbo aou paouré homé (l').*	Gratiola.
Grenadier cultivé.	*Mingranier (lou).*	Poma punica.
Grénadille.	*Herbo de la passien (l')*	Ebenus.
Grémil.	*Perlado (la).*	Titho spermum.
Groseillier.	*Griouzélier (lou).*	Glossuvaria.
Guimauve.	(Voyez Althéa).	
Gui de chêne.	*Visq (lou).*	Viscum.

H

Haricots.	*Fayoous (leis).*	Phaseolus.
Haricots verts.	*Banetos.*	— crud.
Héliotrope.	*Herbo deis Touaros.*	Heliotropium.
Herniole.	*Turquéto.*	Herniaria.
Hêtre.	*Faou (lou).*	Fagus.
Houblon.	*Salicoto (la).*	Humulus.
Houx grand.	*Prébouisset (lou).*	Ruscus.
Houx petit.	*Fragounét.*	Ruscus minor.
Hyacinthe.	*Pissocat.*	Hyacinthus.
Hypociste.	*Méssugoun.*	Hypocistis.
Hyssope.	*Mariarmo (la).*	Helianthemum.

J

Jacobée.	*Herbo de St Jacqué (l').*	Jacobæa.
Jasmin blanc.	*Jooussemin (lou).*	Jasminum.
Jasmin jeaune.	*Scavillaou (l').*	Germinum.
If.	*Tuy (lou).*	Taxus.

* J'ai porté le GOMBO, espèce de guimauve américaine, dans cette nomenclature, parce que j'ai acquis la conviction expérimentale qu'on peut la cultiver avec succès dans nos départements méridionaux ; et qu'il serait utile de l'y répandre, tant à cause de la propriété médicale éminemment émolliente qu'elle possède, que parce que ses feuilles tendres et ses fruits crucifères herbacés, convenablement assaisonnés, fournissent un mets fort recherché par les Créoles, désigné sous le nom de CALALOU.

Immortelle jaune.	*Boutoun d'or.*	Elichrisum.
Impératoire.	*Capourièro (la).*	Imperatoria.
Jonc d'eau.	*Liandro.*	Scirpus.
Joubarbe.	*Rasinéto.*	Sedum.
Jujubier.	*Chichourlier (lou).*	Ziziphus.
Julienne.	*Jouliéto (la).*	Hesparis.
Junipérus phænicæ.	*Mourven (lou).*	
Jusquiame.	*Herbo de Sant Ignaço.*	Hyoscyamus.
Jusquiame blanche.	*Soouprignaco (la).*	— Alb.
Ivraie.	*Juy (lou).*	Lolium.
Ivraie vivace ou Paturin.	*Margaou.*	— Vulgus.

K

Kali.	*Salicoto (la)*	Tracum.
Keiri.	*Garanier jeauné*	Leucalium.

L

Laitron doux.	*Lacholèbré.*	Lactucalla.
Laitron épineux.	*Cardéléto (la).*	Sonchus asper.
Laitue.	*Lachugo.*	Lactuca.
Lauréole ou bois gentil	*Herbe de St Quanis.*	Laureola.
Laurier.	*Baguier (lou).*	Laurus.
Lentisque.	*Lantisclé.*	Lentiscus.
Liège.	*Subrier.*	Suber.
Lierre grimpant.	*Éourré (l').*	Hædera.
Lierre terrestre.	*Camésino (la).*	— terrestris.
Livêche.	*Apy fer. (l').*	Levisticum.
Lunaire.	*Mudaillo (la).*	Lunaria.
Lupin.	*Pézéloup.*	Lupinus.
Lys.	*Hyèri (l')*	Lilium.

M

Mache.	*Doucéto (la).*	Valerianella.
Marjolaine.	*Majourano.*	Majorana.
Marrube blanc.	*Bouan-Riblet.*	Marrubium alb.
Matricaire.	*Amaraquo (l').*	Matricaria.
Mauve.	*Maougo (l').*	Malva.

Martagon.	*Hyeri rougé (l').*	Lilium rub.
Mélampire des prés.	*Rougeoulo (la).*	Triticum vaccinum.
Mélilot.	*Mérado (la).*	Melilòtus.
Mélisso.	(Voyez citronnelle.)	
Menthe cultivée.	*Amento (l').*	Mentha.
Menthe sauvage.	*Amentastro (l').*	Mentaster.
Mercuriale.	*Marturiaou (lou).*	Mercurialis.
Mérisier.	*Agrutier fer. (l').*	Cerasa.
Mille-feuille.	*Charpantièro (la).*	Mille-folium.
Mille-pertuis.	*Cruvélado.*	Hypericum.
Millet.	*My (lou).*	Millium.
Mirthe.	*Nerto (la).*	Myrthus.
Morelle.	*Moouréléto.*	Solanum.
Morille.	*Mourigouro.*	Boletus esculentus.
Mûrier.	*Amourier (l').*	Morus.
Myrtille.	*Airèlo.*	Vitis idæa.

N

Navet.	*Naveou (lou).*	Napus.
Néflier.	*Nespier.*	Mespilus.
Nénuphar.	*Nympho (la).*	Nymphea.
Nerprum.	*Prunéto-Cagarelo.*	Rhamnus.
Noisetier.	*Avélanier (l').*	Corylus.
Noix de Galle.	*Agaro.*	Galla.
Nombril de Vénus.	*Escudet.*	Cotyledon.
Noyer.	*Nouguier (lou).*	Nux Juglans.

O

Ononis des champs.	*Denti (lou)*	Ononis camp.
Orcanette.	*Lengo de Buou (la).*	Anchusa.
Orge.	*Ordi (l').*	Hordeum.
Orme.	*Oumé.*	Ulmus.
Ormin.	*Bouan homé (lou).*	Horminum.
Orobe.	*Garouto (la).*	Orobus
Orpin.	*Grasseto.*	Acoripigmentum.
Ortie.	*Ourtigo (l').*	Urtica.

Orvale.	*Touto-Bouano.*	Sclarea.
Oseille.	*Aigréto (l').*	Acetosa.
Osier franc.	*Vézé (lou).*	Salix alb.
Osier jaune.	*Oumarinier (l').*	Salix flavus.

P

Paliure.	*Arnavé (l')*	Paliurus.
Pâquerette.	*Margaridéto (la).*	Bellis min.
Parietaire.	*Espargo (l').*	Parietaria.
Pas-d'âne.	(Voyez Tussilage).	
Passerage.	*Pébrouno (la).*	Lapidium.
Passerine.	*Lengo de Passéroun.*	Lingua passeronis.
Passerose.	*Uillet de Diou (l').*	Lychnis.
Passe-velours.	*Flous d'amour (la).*	Amaranthus.
Patience.	*Lapas (lou).*	Lapathum.
Paumèle.	*Paoumouro (la).*	Hordeum min.
Pavot.	*Paparry (lou).*	Papaver.
Pastel.	*Coucagno (la).*	Isatis tinct.
Pêcher.	*Pésséguier (lou).*	Persica.
Pensée.	*Herbo de la Trinita.*	Herba-Trinitatis.
Persil.	*Jusvert.*	Petroselinum.
Perceoreille.	*Coupo-Pé (leu).*	Forficula.
Percepierre.	*Bassillouno (la).*	Saxifraga.
Persicaire.	*Curagé (lou).*	Persicaria.
Pervanche.	*Bagueiroun.*	Pervinca.
Pétasite.	*Herbo deis Rascassous*	Petasiles.
Peuplier blanc.	*Aoubro (l').*	Populus alb.
Peuplier noir.	*Piboulo (la).*	— Nig.
Pied d'Alouette.	*Capouchin (lou).*	Calcatripa.
Pied de Griffon.	*Vératrigno (la).*	Helleborastrum.
Pin sauvage.	*Pinso (lou).*	Pinus sylv.
Pimprenèle.	*Armentélo (l').*	Pinpinella.
Pissenlit.	(Voyez Dent de Lion).	
Pivoine.	*Piouno (la).*	Pœconia.
Plantain.	*Plantagé (lou).*	Plantago.
Plumbago.	(Voyez Dentellaire).	
Poirier cultivé.	*Périer.*	Pirus.
Poirier sauvage.	*Pérussier.*	Pirus sylv.

Poirreau.	*Pouarré.*	Porrum.
Poirée.	(Voyez Blette).	
Pois rond.	*Pézé.*	Pisum bot.
Pois chiche.	*Sézé.*	Pisum cicer.
Pois sauvage.	*Merévilloun.*	Pisum sylv.
Poivre.	*Pébré.*	Piper.
Polipode.	*Milopé.*	Polypodium.
Pomme épineuse.	*Darboussièro (la).*	Stramonium.
Pomme de Pin.	*Pigno.*	Pinus pom.
Pomme de Terre.	*Trufo.*	Solanum Tub. Escul.
Potentille rampante.	*Fragouno (la).*	Anserina.
Pouliot.	*Amento Aigassoua.*	Pugelium.
Pourpier.	*Bourtouraïgo.*	Portulaca.
Pourpier marin.	*Soutanèlo.*	Halimus.
Prèle.	*Coussooudo (la).*	Equisetum.
Primevère.	*Pan de Couguou (lou).*	Primula verès.
Prunelier.	*Agrunier (l').*	Prunus sylv.
Psoralier bitumineux	*Pé de Poulo (lou).*	Lamium.
Pulmonaire de chêne	*Parmouno (la).*	Pulmonaria.

Q

Queue de Cheval.	(Voyez Prèle).	
Queue de Porc.	*Pinélo (la).*	Peucedanum.
Queue de Souris.	*Mioussuro.*	Myosuras.
Quinte-feuille.	*Frésier fer.*	Quinque-folium.

R

Raifort cultivé.	*Rifouar (lou).*	Raphanus.
Raifort sauvage.	*Ravanasso.*	Raphanus rusticus.
Raiponse.	*Rampouachou.*	Raponculus.
Raisin de mer.	*Ragousin.*	Ephedra.
Raisin d'Ours.	*Bouissarelo (la).*	Uva-ursi.
Réglisse.	*Récarissi (lou).*	Glyzirrhiza.
Reine de Prés.	*Barbo de Cabro (la).*	Ulmaria.
Renoncule des champs	*Galet (lou).*	Ranunculus sylv.
Renoncule de prés.	*Més de Maï.*	— pratens.
Renouée.	*Tirasseto (la).*	Polygonum.

Romarin.	*Roumaniou (lou).*	Rosmarinus.
Ronce.	*Roumias.*	Rubus.
Roquette.	*Rouqueto (la).*	Eruca.
Rosier.	*Rousier (lou).*	Rosa.
Roseau.	*Cano (la).*	Typha.
Rhue puante.	*Rudo.*	Harmala.

S

Sabine.	*Savino (la).*	Sabina.
Sainfoin.	*Esparcet (l').*	Onobrichis.
Salicaire.	*Limaquo (la).*	Salicaria.
Salsepareille.	*Rinroumy (lou).*	Sarsaparilla.
Santoline.	*Barboutino (la).*	Semen contra verm.
Saponaire.	*Lavandièro.*	Saponaria.
Sarrazin blé.	*Bla négré.*	Fagopyrum.
Sariette.	*Pébré d'Ay (lou).*	Saturaïa.
Satyrion.	*Couyolo (la).*	Orchis.
Sauge.	*Saouvi (lou).*	Salvia.
Saule.	*Saouvé.*	Salix.
Saxifrage.	*Traouco-Roquo (la).*	Saxifraga.
Sceau de Salomon.	*Nouzado.*	Polygonatum.
Scolopendre.	*Lengo de Cerf.*	Ceterac.
Scorsonère.	*Galinélo.*	Scorsonera.
Scorpioïde.	*Amarun (l').*	Scorpioïdes.
Scrophulaire.	*Herbo doou Siégé.*	Scrophularia.
Seigle.	*Ségué (lou).*	Secale.
Sénéçon.	*Sinsoun.*	Senacio.
Senné de Provence.	*Baguénooudier.*	Emerus.
Serpolet.	(Voyez Sariette).	
Soude épineuse.	*Tragouno (la).*	Tragum.
Spart.	*Aouffo (l').*	Spartium.
Spic ou Aspic.	*Aspy (l').*	Lavendula.
Staphisaigre.	*Herbo eis pévous.*	Staphisagria.
Statice.	*Gazoun de Paris (lou)*	Gramen min.
Stæcas.	*Queyrélet.*	Stæcas.
Storax.	*Aliboufier (l').*	Styrax.
Sumac.	*Faouvi (lou).*	Rhus.
Sureau.	*Sambéquier.*	Sambucus.

T

Tabouret.	*Mousselet (lou).*	Bursapastoris.
Tagette.	*Uillet d'Indo (l').*	Tagetes.
Tan.	*Rusco (la).*	Pulvis cororarius.
Thérébentine.	*Bijoun (lou).*	Terebentina.
Thérébinthe.	*Pételin.*	Terebintus.
Thasse.	*Linièro (la).*	Tapsia.
Thlaspy.	*Sénapièro.*	Lunarialutea.
Thim.	*Farigouro.*	Thymus.
Tilleul.	*Aoubréjouli.*	Tilia.
Tithymale.	*Chousclo.*	Tythymalus.
Topinambour.	*Tartiflo.*	Helianthemum tub.
Toque.	*Esculéto.*	Cassida.
Tournesol.	*Soureou (lou).*	Heliotropium.
Toute saine.	*Siciliano.*	Androsænum.
Trèfle.	*Tréoulet.*	Trifolium.
Troène.	*Liandréto (la).*	Ligustrum.
Truffe.	*Rabasso.*	Tubera.
Tulipe.	*Talipan (lou).*	Tulipa.
Turbith blanc.	*Alipo (l').*	Turpetum alb.
Tussilage.	*Herbo de la pato.*	Tussilago.

V

Valériane rouge.	*Pan de Couguou (lou).*	Valeriana.
Varec.	*Rourè marin.*	Fucus.
Velar.	*Tourtèlo (la).*	Erysimum.
Velvote.	*Vérounico.*	Elatine.
Verge à Berger.	*Bounétièro.*	Dipsacus.
Verge dorée.	*Bentipouncto.*	Virga aurea.
Verveine.	*Pijounièro.*	Verbena.
Vesce blanche.	*Coursouaso.*	Vicia alb.
Vesce cultivée.	*Pésoto.*	Chamabalanus.
Vesce sauvage.	*Majourno.*	Arachus.
Violier.	*Garanier (lou).*	Leucoïum.
Viorne.	*Lantano (la).*	Viburnum.

Vipérine.	*Esquivoucho* (*l'*).	Viperina.
Vulpine.	*Quoua de Raynard* (*la*)	Vulpina.
Vulvaire.	*Garoumo.*	Vulvaria.

Y

Yèble.	*Sambéqueiret* (*lou*).	Ebulus min.
Yeuse.	(Voyez chêne-vert).	
Yvète.	*Pinéto* (*la*).	Iveta.

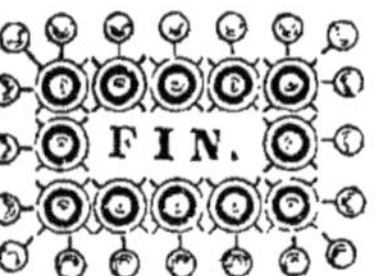

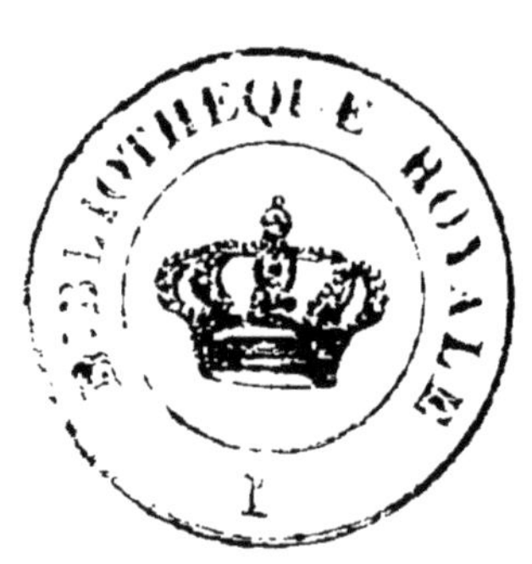

BIBLIOTHEQUE NATIONALE DE FRANCE
3 7531 00390639 4

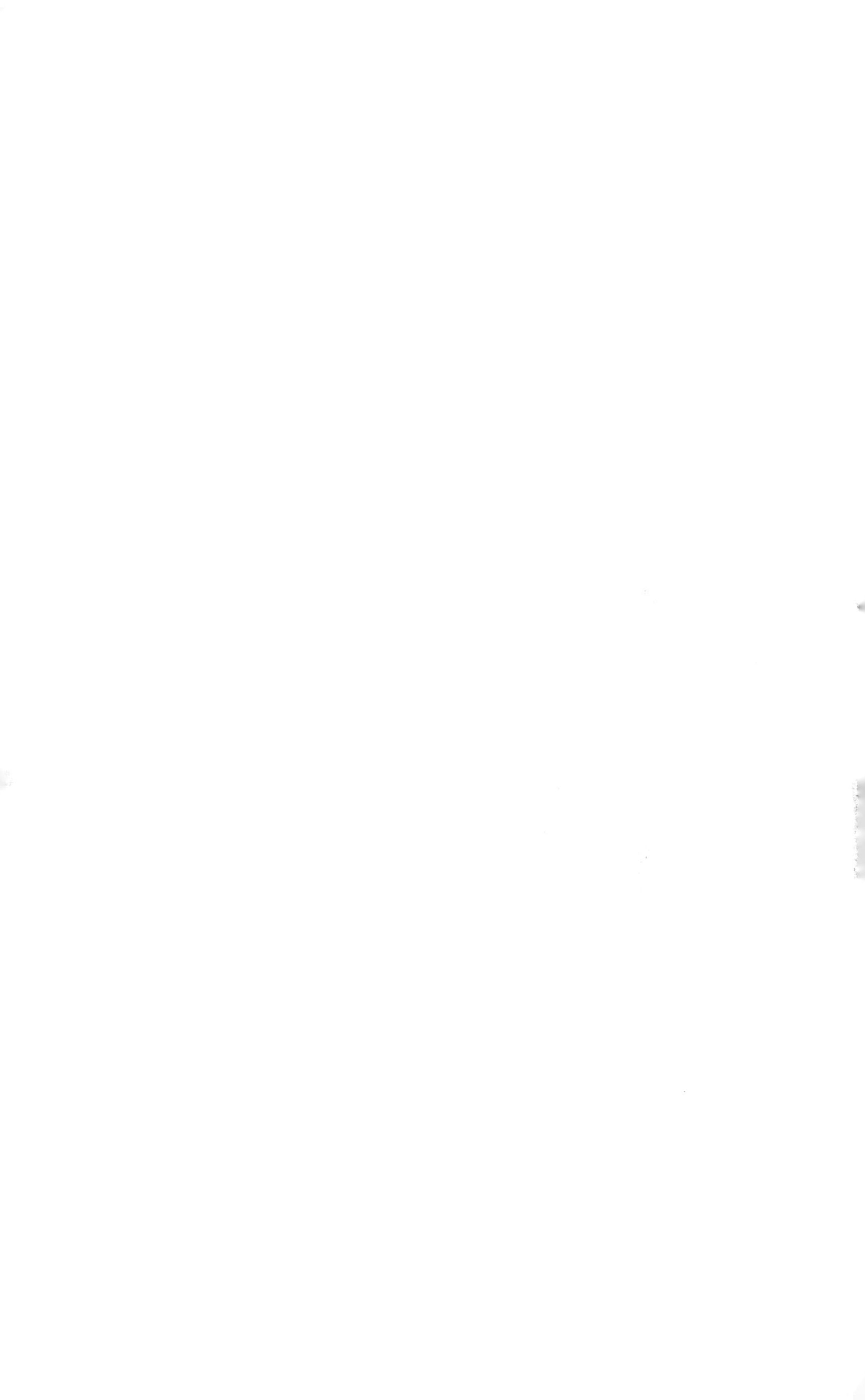

www.ingramcontent.com/pod-product-compliance
Ingram Content Group UK Ltd.
Pitfield, Milton Keynes, MK11 3LW, UK
UKHW020341250726
13967UKWH00005B/2057

9 782012 955967